Thomas Bock

Achterbahn der Gefühle

Mit Manie und Depression leben lernen

Thomas Bock

Achterbahn der Gefühle

Mit Manie und Depression leben lernen

BALANCE ratgeber

Thomas Bock
Achterbahn der Gefühle
Mit Manie und Depression leben lernen
5., überarbeitete Auflage 2023
ISBN-Print: 978-3-86739-330-0
ISBN-PDF: 978-3-86739-336-2
ISBN eBook: 978-3-86739-337-9

Bibliografische Informationen der Deutschen Nationalbibliothek
Die Deutsche Nationalbibliothek verzeichnet diese Publikation in der Deutschen Nationalbibliografie; detaillierte bibliografische Daten sind im Internet über http://dnb.d-nb.de abrufbar.

Die Handelsnamen der besprochenen Medikamente sind mit dem Zeichen® gekennzeichnet. Aus dem Fehlen dieser Kennzeichnung darf aber nicht auf die freie Verwendbarkeit eines Medikamentennamens geschlossen werden, es kann sich um gesetzlich geschützte Warenzeichen handeln, die nicht ohne Weiteres benutzt werden dürfen. Bei allen Angaben über Indikationen, Kontraindikationen, erwünschte und unerwünschte Wirkungen, Dosierungsanweisungen und Applikationsformen haben die Autoren sich um äußerste Sorgfalt bemüht. Verlag und Autoren können aber für diese Angaben keine Gewähr übernehmen. Derartige Angaben müssen vom jeweiligen Anwender im Einzelfall auf ihre Richtigkeit überprüft werden. Bitte lesen Sie dazu den Beipackzettel und fragen Sie Ihre Ärztin oder Ihren Arzt.

Originalausgabe: Psychiatrie Verlag, Bonn 2004

Lektorat: Uwe Britten, Eisenach
Umschlaggestaltung: Michael Schmitz, Arnbruck, www.grafikschmitz.de, unter Verwendung eines Fotos von panthermedia.net; Sefa Ugurlu
Typografiekonzept: Iga Bielejec, Nierstein
Typografieanpassung und Satz: Alexander Klar, Deutschland
Druck und Bindung: Westermann Druck Zwickau

Einleitung

Gegen Stigmatisierung – Vorwort zur Neuauflage

Wem eine bipolare Störung attestiert wird, hat eine besondere Spannweite hinsichtlich Stimmung und Antrieb – nach unten und oben, mit Zeiten voll Power und Phasen großer Lähmung und Leere. Je nach Ausmaß und Umfang, Zeitpunkt und Verlauf ist das spannend, kreativ, erschreckend, beschämend, störend, anstrengend, lähmend und vieles mehr – vor allem zutiefst menschlich. Für alle Beteiligten öffnen sich viele Spannungsfelder: zwischen Höhen und Tiefen, Aktionismus und Lähmung, Nähe und Distanz, Macht und Ohnmacht. Keine psychische Störung sonst ist hinsichtlich Diagnostik und Therapie so geeignet für einen »Trialog« zwischen den unmittelbar Betroffenen, ihren Angehörigen und den psychiatrisch Tätigen, so angewiesen auf Beziehung und Zeit, so prädestiniert für Psychotherapie inklusive Gruppensettings. Wie sonst kommen wir raus aus der Falle der Überanpassung und dem Verlust des Zeitgefühls? Es allen recht machen zu wollen, nicht rechtzeitig Nein zu sagen, ist für viele bipolare Menschen ein prägendes Sozialisationsmuster, besonders schädlich im Zusammenhang mit Depressionen – egal, ob uni- oder bipolar. Das Gefühl von Ewigkeit steigert die Verzweiflung in dunklen Zeiten und den Leichtsinn in Hochphasen; genau das unterscheidet die bipolaren Störungen von den Stimmungsschwankungen, die jeder Mensch kennt.

Mit dieser Neuauflage möchte ich noch mehr gegen Vorurteile ankämpfen, die auch im Hilfesystem existeren, möchte Erfahrenen und Angehörigen Mut machen. Familien, die mit diesem Thema zu tun haben, sind ein guter Gradmesser für die Psychiatriereform: Hometreatment und Peer-Support, Vermeidung von Zwang, Komplexleistung und Psychotherapie und vieles mehr bewähren sich gerade hier beim Umgang mit Depression und Manie.

Auch kulturell und gesellschaftlich werden in diesem Buch wichtige Fragen aufgeworfen: Welchen Zusammenhang gibt es zwischen äußerer Bedrohung und innerer Verarbeitung; welchen Anteil haben Angst um diese Welt, Klimakatastrophe, Kriegsgefahr, Armut und Einsamkeit bei der Entwicklung von Depressionen und Manien? Müssen wir alle verantwortlicher und schuldbewusster werden, damit einige den Schuldwahn aufgeben können? Müssen wir die allzu mächtigen Prinzipien von Leistung und Pflicht ändern, damit für einige die Manie nicht mehr der einzige Ausweg ist?

Bei der Neuauflage fließen einige neue Textelemente ein, vor allem Zusammenfassungen und anschauliche Tabellen, die ich aus dem Buch Bipolare Störungen – Manie und Depressionen verstehen und behandeln übernommen habe, das ich 2005 mit Andreas Koessler zusammen geshrieben habe – damals vor allem für psychiatrisch Tätige und Studierende. Der Trialog ist vorangeschritten; zentrale Informationen sind für alle relevant.

Das Leben zwischen emotionalen Polen – Vorwort

Himmelhoch jauchzend, zu Tode betrübt, auf eine Erbse zusammengepresst oder ins Weltall erweitert. Wohl jeder von uns kennt extreme Stimmungsschwankungen. Jeder von uns fühlt sich mal wunderbar großartig und mal lächerlich klein. Der Gemütszustand des Menschen hat offenbar mindestens so viel Spielraum wie sein Verstand. Unsere Spannweite hinsichtlich Stimmung und Antrieb ist verschieden. Manche Menschen erleben ausgeprägte

Tiefs und Hochs. Wir sprechen von niedergedrückten oder depressiven sowie von gehobenen oder manischen Phasen. Zwischen diesen erweiterten Polen zu Hause zu sein, also in dieser Bipolarität, kann Fluch und Segen sein; auf jeden Fall ist das Leben anstrengender, manchmal quälend, manchmal kreativ und gefährlich zugleich.

Extreme, wesensverändernde Stimmungszustände wie Depressionen und Manien stellen nicht nur die einzelne Person, sondern auch die Menschen ihrer Umgebung vor große Belastungen. Mitzuerleben, wie ein vertrauter Mensch sich selbst fremd wird, sich in Stimmungstiefen oder -höhen verliert, tut an sich schon weh. Hinzu kommt, dass manisch-depressive Menschen in ihrer Erwartungshaltung an Angehörige häufig widersprüchlich erscheinen. Mit etwas Abstand betrachtet macht das aber oft Sinn: Wer sich selbst kaum noch spürt, braucht die Nähe vertrauter Menschen umso mehr und kann sie aus demselben Grund kaum aushalten. Die Ausgeglichenheit anderer Menschen wird herbeigesehnt und zugleich als Bedrohung empfunden. Die Hilfe anderer wird gebraucht und kann zugleich kaum angenommen werden. Viele Angehörige fühlen sich in dieser Situation verunsichert und überfordert. Manche reagieren gelähmt, andere verärgert. Viele sind auch bereit, sich ganz auf das kranke Familienmitglied einzustellen, und passen sich seinen Stimmungsschwankungen an. Doch wer allzu selbstlos handelt, kann kaum noch Halt bieten. Und so gerät die ganze Beziehung in den Strudel der Erkrankung.

Mit ihren extremen Stimmungsschwankungen stellen »bipolare« Menschen nicht nur sich und ihr Leben immer wieder auf den Kopf, sondern auch alle ihre Beziehungen auf die Probe. Manche sehen genau hierin den geheimen Sinn dieser Erkrankung.

Psychiatrische Einrichtungen reagieren bei diesen »bipolaren« Störungen noch immer mit einem engen Repertoire und oft zu spät. Sie bieten kaum mehr als eine symptomorientierte medikamentöse Behandlung. Von komplexen therapeutischen Angeboten werden Manieerfahrene meist ausgeschlossen, als gelte es, eine Normabweichung zu bestrafen. Dabei wissen wir längst, dass gerade Menschen mit bipolaren Störungen eher zu viele als zu wenige fremde Normen verinnerlicht haben. Sie auf der Suche nach eigenen Maßstäben und der inneren Mitte zu begleiten ist eine große Herausforderung – für Angehörige und für Therapeuten. Den Umgang miteinander so zu gestalten, dass nicht immer neue Kränkungen passieren, ist eine große Herausforderung.

Bei einer solchen Begleitung stellen sich Fragen: Wie werden Depressionen und Manien erlebt? Welche Erfahrungen machen Angehörige von Menschen mit bipolarer Störung? Welche neuen Erkenntnisse haben Psychiaterinnen, Psychologen und Psychotherapeuten für Verständnis und Therapie zu bieten?

Alle drei Gruppen – Betroffene, Angehörige und professionell Tätige – haben an diesem Buch mitgewirkt. Vor allem den Depressions- und Manieerfahrenen und ihren Angehörigen, die das Buch mit ihren Erfahrungen belebt und bereichert haben, gilt mein Dank. Schon bei der Auseinandersetzung mit schizophrenen Psychosen habe ich die Erfahrung gemacht, dass die Verknüpfung der drei Perspektiven zu neuen Erkenntnissen führen kann. Und auch bei den intensiven Diskussionen über dieses Buch hat mich die Intensität des Austausches beeindruckt. Gemeinsam ergab sich eine erste Orientierung, wie mit extremen Stimmungsschwankungen umzugehen ist: hilfreich sein, ohne sich aufzugeben, klar und ohne falsche Rücksicht, sich selbst treu und doch den anderen zugewandt. Wenn beide Seiten ihren Teil der Grenzerfahrung annehmen lernen, kann die Herausforderung gemeinsam bewältigt werden.

Dieses Buch ist aus der Tradition der »Psychoseseminare«, aus dem Dialog zwischen Patienten, Angehörigen und Wissenschaftlern entstanden. Eine Gruppe des Hamburger Psychoseseminars hat die Konzeption kritisch begleitet und viele Anregungen gegeben. Die Hilfe war für mich auch »psychologisch« wichtig: Ich hätte mich sonst nicht getraut. Bei der ganzen Gruppe, aus der einige nicht mit Namen genannt werden wollten, möchte ich mich herzlich bedanken, insbesondere bei Christine Axenfeld, Ina Bergmann, Reinhard Gielen, Gisela Mahncke, Monika, Christiane Noack, Eleonore Rammelt, Ruth, Sascha, Elke S. (ein Pseudonym), Sylvia, Katja Stange, Hinrich N., Silvia und Ruth M.

Außerdem bedanke ich mich bei Professor Hans-Ludwig Kröber für das Interview, Dr. Frank Pajonk, Dr. Thomas Rädler und Dr. Andreas Koesler für einen Beitrag über Medikamente und Dr. Ute Merkel für ihre fachliche Beratung. Und bei meinen Kollegen für ihre Geduld mit mir.

Ich bin überzeugt, dass nicht nur der klinische Alltag, sondern auch der Prozess der Forschung von einem gleichberechtigten Dialog der drei beteiligten Gruppen sehr profitieren könnte. Ohne eine bessere Beachtung der subjektiven Erfahrung wird es hier wie dort keine Fortschritte geben. Diesen Dialog will das Buch fördern. Es will Hoffnung machen, ohne zu beschönigen. Dabei kann es selbstverständlich persönliche Entscheidungen nicht abnehmen, aber vielleicht die Orientierung erleichtern. Ich hoffe, dass dieses Buch ebenso viele Fragen neu aufwirft, wie es sie zu beantworten versucht.

Annäherung an Ungewöhnliches: Zum Aufbau des Buches

Wenn wir uns ungewöhnlichen Phänomenen nähern, durchlaufen wir in individuell unterschiedlicher Gewichtung verschiedene Phasen: Erst sind wir unserem *Erleben* ausgeliefert. Dann versuchen wir *Übersicht* zu gewinnen. Wir bemühen uns zu verstehen, können dann erst sinnvoll *handeln* und müssen immer wieder mit *Krisen* rechnen, die uns auf unser Erleben zurückwerfen.

Menschen, die gravierende seelische Veränderungen an sich selbst erleben, kennen diesen Ablauf ebenso wie Angehörige, die mit Depressionen und Manien bei vertrauten Menschen zurechtkommen müssen. Und auch psychiatrisch Tätige können diesem Rhythmus kaum entgehen. Im Gegenteil: Wir Therapeuten und Therapeutinnen sind gut beraten, ebenfalls erst einmal unsere eigenen Gefühle ernst zu nehmen. Ein professionelles Handeln ohne diese Basis eines vorsichtigen Verstehens geht meistens ins Leere.

Der Aufbau dieses Buches folgt diesem Rhythmus. Die fünf Abschnitte lassen sich verschiedenen Bereichen des täglichen leib-seelischen Erlebens zuordnen und entsprechen inhaltlich der alltagsüblichen Annäherung an ungewöhnliche Phänomene: Erleben – Übersicht gewinnen – Verstehen – Handeln – Krisen bewältigen.

Erleben: Auf unerwartete und ungewöhnliche Ereignisse reagieren wir fast immer zuerst emotional. Unser Erleben drückt sich in Mimik und Gestik, vielleicht auch in Worten aus.

Auch in diesem Buch soll es am Anfang um das Erleben gehen: Wie erleben und beschreiben Menschen, die Erfahrung mit Depressionen und Manien haben, ihre Veränderungen, wie den Beginn, die Umschlagpunkte, die Rückkehr? Welche Empfindungen haben Angehörige? Wie reagieren Therapeuten? Ohne Zugang zu den eigenen Gefühlen kann man keine Beziehung zum anderen Menschen herstellen oder aufrechterhalten. Das gilt auch für psychiatrisch Tätige. Somit ist dieses Kapitel die Basis aller folgenden.

Übersicht gewinnen: Nach der spontanen emotionalen Reaktion bemühen wir uns, Abstand zu bekommen, einen klaren Kopf zu behalten, Übersicht zu gewinnen. Wir versuchen, das unerwartete Geschehen einzuordnen. Eine erste Übersicht über Depressionen und Manien kann gelingen, indem wir allgemein menschliche Vergleiche anstellen oder spezifischen Sachverstand bemühen. Das Wissen um bestimmte Zusammenhänge kann entlasten. Und doch birgt wissenschaftliche Abstraktion immer die Gefahr, den Blick auf die einzigartige Besonderheit des konkreten Menschen zu verlieren.

Verstehen: Wenn uns Ungewohntes begegnet ist, begnügen wir uns meist nicht mit einem quantitativen Überblick. Wir wollen qualitativ verstehen und bemühen uns darum; je nach Persönlichkeit und Temperament und sicher auch abhängig vom Geschlecht tun wir dies auf unterschiedliche Weise, eher mit dem Verstand oder eher mit dem Herzen.

Im Bereich der psychischen Erkrankungen kann es allgemein gültige Erklärungen kaum geben. Insbesondere »monokausale« Erklärungen, die ein bestimmtes Phänomen auf einen einzelnen »ursächlichen« Faktor zurückzuführen versuchen, stoßen zunehmend auf Misstrauen. Vorrang hat das Bemühen um individuelles Verstehen. In diesem Sinne werden verschiedene Verstehenszugänge im Zusammenhang dargestellt.

Handeln: Erst jetzt können wir versuchen zu helfen, uns selbst oder anderen. Dabei bleiben wir abhängig von unserem Zugang zu eigenen Gefühlen, von unserem Wissen, von unserer Beziehung zu uns selbst und zum anderen.

Menschen zeichnen sich dadurch aus, dass sie durch bestimmte Bedingungen nicht einfach passiv geprägt werden, sondern diese zugleich aktiv gestalten. Wir sind immer Opfer und Täter. Das gilt auch für Menschen in Depressionen und Manien. Entsprechend beginnt der Abschnitt »Handeln« mit der Darstellung von Ansätzen in der Selbsthilfe. Anschließend werden die Möglichkeiten und Grenzen der Hilfe durch Angehörige und Freunde sowie durch professionelle Therapeutinnen und Therapeuten diskutiert. Neben psychotherapeutischen Aspekten geht es auch um Fragen zum Einsatz von Psychopharmaka.

Umgang mit Krisen: Selten werden wir mit unerwarteten Ereignissen im ersten Anlauf »fertig«. Meist folgen neue Verunsicherungen, aus denen wir neue Schlüsse ziehen können und müssen. Insofern beginnt der hier skizzierte Kreislauf immer wieder neu.

Das gilt auch für den Umgang mit Depressionen und Manien. Sich selbst so tiefgreifend zu verändern oder eine solche Veränderung aus der Nähe mitzuerleben bedeutet eine tiefe Verunsicherung; sich daraus zu befreien ist ein längerer Prozess der Entwicklung – im wahrsten Sinne des Wortes. Dabei kann es immer wieder zu Krisen kommen. Immer wieder müssen wir von vorn beginnen, Altes neu betrachten und neue Orientierungspunkte suchen. Typische Krisen und Konflikte werden hier beschrieben, dabei auch deren rechtliche Aspekte aufgezeigt.

Viele Kapitel, vor allem die zu Verständnis und Handeln, sind deutlich erweitert; völlig neu ist ein Abschnitt zur gesellschaftlichen Dimension der Entstehung und Behandlung von Depressionen und Manien.

Mögen Sie Achterbahnen?

Eigentlich mag ich keine Achterbahnen. Warum sich Menschen klapprigen Wagen anvertrauen, sich in luftige Höhen beschleunigen lassen, nur um sich in tiefe Abgründe zu stürzen, ist mir ein Rätsel. Doch wenn mich meine Kinder früher auf einen Jahrmarkt schleppten, gaben sie nicht eher Ruhe, bis ich mit einsteige. Und sie triumphierten, wenn ich dann mit bleichem Gesicht und schlotternden Knien ausstieg. Sie reizt der Nervenkitzel. Mich stellen sie dabei auf die Probe. Wer ist stärker? Spiele ich mit oder nicht? Jetzt erwartet mich irgendwann Ähnliches von meinen Enkelkindern.

Kennzeichen einer Achterbahn ist, dass sie auf- und abfährt, je steiler und schneller, desto besser. Aufwärts und Abwärts bedingen sich. Gilt dies auch für Stimmungsschwankungen? Kein Höhenflug trägt ewig, auf jede Manie folgt ein Absturz. Und auch die Abwehr der Depression durch Flucht nach vorne ist keine Dauerlösung. Im Wissen darum klammert sich der manische Mensch an seinen aktuellen Zustand. Auch Depressionen erschöpfen sich mit der Zeit. Doch das zu wissen bringt subjektiv keine Erleichterung, weil in der Depression die Zeit stehen zu bleiben scheint.

Achterbahnen fahren auf Schienen. Aussteigen ist lebensgefährlich und deshalb verboten. Gilt das auch für Depressionen und Manien? Fahren Menschen, die zu großen Stimmungsschwankungen neigen, womöglich auf biologischen Gleisen, aus denen auszusteigen nicht möglich ist? Bahnt der Stoffwechsel des Gehirns unseren Weg? Oder handelt es sich um extreme Ausbuchtungen eines Lebenswegs, der in Grenzen doch noch eigenen Entscheidungen gehorcht? Welchen Spielraum im Auf und Ab haben der Einzelne und seine Umgebung?

In der Vorbereitung auf dieses Buch bin ich in abgemilderter Form selbst Achterbahn gefahren. Mal befand ich mich im Höhenflug und die neue Aufgabe kam mir leicht vor. Unweigerlich stürzte ich ab, denn gemessen an meiner Euphorie kam mir jede Zeile »blöd« vor und meine Kreativität erlosch. Stellte ich mich um und akzeptierte die erst lähmende, dann vielleicht wohltuende, jedenfalls notwendige Ruhe und erlaubte mir zumindest gedanklich, alles hinzuschmeißen, dann konnten neue Gedanken reifen. Resignation und Übereifer liegen manchmal erstaunlich nahe beieinander.

Das eigene Erleben ernst nehmen

In Depressionen und Manien verändern sich Stimmung, Gefühle und Empfindungsfähigkeit sowie Antrieb und Energiehaushalt eines Menschen in verschiedene Richtungen – nach unten oder nach oben –, manchmal so grundlegend, dass das Wesen des Betreffenden verändert erscheint. Ein vertrauter Mensch ist auf einmal nicht wiederzuerkennen. Er erscheint erstarrt, niedergeschlagen, verzweifelt oder gigantisch, toll, lächerlich, lebendig begraben oder immer auf der Flucht. Manchmal wirken vorhandene Anlagen eines Menschen durch eine Depression oder Manie nur gesteigert. Manchmal aber scheint auch die Vertrautheit eines Menschen verloren zu gehen. Über diesen Aspekt sind nahe Angehörige besonders erschrocken. Sie haben Angst, ein Gegenüber zu verlieren und damit auch ein Stück von sich selbst. Manchmal verstärken wir in der Psychiatrie Tätigen diese Sicht noch, indem wir allzu vereinfachend und unpersönlich davon ausgehen, dass die Depression immer dies oder das bewirkt oder die Manie immer jenes macht. Wir behandeln Patientinnen und Patienten, als hätte sie eine abstrakte Krankheit in Besitz genommen. Das ist schon im Ansatz falsch.

Allgemeine kulturelle Muster und soziale Rollen beeinflussen alle seelischen Vorgänge, selbstverständlich auch Depressionen und Manien. In beiden Phasen kann der Kontakt zu nahen Angehörigen beeinträchtigt sein; umso wichtiger ist es, dass sie in der Behandlung selbstverständlich einbezogen werden. Wie bei allen seelischen Vorgängen, so ist auch bei extremen Stimmungsschwankungen der Körper beteiligt. Doch sind und bleiben Depressionen und Manien Ausdruck des psychischen Prozesses eines unverwechselbar einzigartigen Menschen. Seine Lebensgeschichte beeinflusst seine Art, krank zu sein, genauso wie seinen Weg, gesund zu werden. Insofern hat jede Depression und jede Manie ihre besondere Gestalt und enthält auch für den Einzelnen und seine Umgebung eine besondere Botschaft, die zu betrachten sich lohnt. Das sollen die nachfolgenden Beispiele verdeutlichen.

Als Teil der Medizin neigt die Psychiatrie leicht dazu, Depressionen und Manien allzu stereotyp, eben ausschließlich als abstrakte Krankheiten zu behandeln. Doch Erfahrene und Angehörige konfrontieren die Wissenschaft mit der Forderung, psychische Krankheiten (wieder) als Ausdruck der Entwicklung des ganzen Menschen anzusehen, unabhängig davon, ob und in welchen Grenzen sie auch mit biologischen Mitteln zu beeinflussen sind. Körperliche, seelische und geistige Prozesse sind untrennbar verbunden. Und bis zu seinem Tod befindet sich der Mensch unvermeidlich niemals nur in passiver, sondern immer auch in aktiver Auseinandersetzung mit seiner Umgebung. Kein psychischer Ausnahmezustand ist nur eine Störung, sondern immer auch eine Bewältigungsstrategie; das gilt auch und gerade für Depressionen und Manien.

Das Erleben des einzelnen Patienten und seiner Angehörigen rückt wieder in den Mittelpunkt aller Bemühungen um Verstehen und Behandlung. Der direkte Dialog zwischen den Experten aus Erfahrung und den Experten durch Ausbildung, der in den sogenannten Psychoseseminaren begonnen wurde und sich weit verbreitet hat, lohnt sich für alle Beteiligten (Bock u.a. 1998; Bock u.a. 2007).

Wie Depressionen und Manien erlebt werden

Depression und Manie fallen nicht vom Himmel, auch wenn das manchmal so scheint. Sie haben eine Geschichte, sind Teil eines Entwicklungsprozesses, haben einen Anfang und ein Ende. Wenn jemand manisch oder depressiv wird, ist das kein Zufall. Etwas wie Veranlagung mag eine Rolle spielen in dem Sinn, dass nicht alle Menschen aus dem gleichen Anlass in derselben Weise manisch oder depressiv werden. Doch bleibt der Mensch ein geschichtliches Wesen; er sammelt ein Leben lang Erfahrungen und seine Erfahrungen hinterlassen Spuren. Die folgenden Zitate verdeutlichen die Geschichtlichkeit von Depressionen und Manien, wobei ich betonen möchte: Es handelt sich um subjektive Sichtweisen, die einen subjektiven Wahrheitsgehalt beanspruchen können. Was »wirklich« stattgefunden hat, können wir ohnehin nicht klären. Die meisten Zitate stammen aus einer kleinen Arbeitsgruppe des Hamburger Psychoseseminars, die dieses Buch begleitet hat, einige auch von Patientinnen und Patienten aus der psychiatrischen Ambulanz, in der ich arbeite. Sie sind hier weitgehend unkommentiert wiedergegeben, um erst einmal einen ungefilterten Eindruck entstehen zu lassen. Es handelt sich also um eine Collage aus subjektiven Erfahrungen, die vielleicht anregt, eigene Erinnerungen zu ergänzen.

Die Perspektive der Angehörigen folgt im nächsten Abschnitt.

Beginn

Depressionen und Manien entstehen nicht aus dem Nichts, doch manchmal sind die Auslöser und Anlässe schwer zu fassen:

»Bei mir reicht ein geringer Anlass für die Manie oder die Depression. Diesen Anlass zu verarbeiten gelingt nicht. Und es tut weh, diese Zu-

stände nur einfach aushalten zu können. Diese extremen Schwankungen sind für mich wie eine Achterbahn, die mich hin und her schüttelt.«

»Ich werde manisch, wenn traurige Erlebnisse auf mich zukommen. Ich spüre inzwischen richtig, wie es ›klick‹ macht. Mein Organismus setzt die Manie in Gang, damit ich über bestimmte Erlebnisse hinwegkomme. Das geschieht innerhalb weniger Stunden. Die Depression kommt erst viel später.«

»Bei mir beginnen diese Phasen erst mit Angstgedanken und mit dem Gefühl, verfolgt zu werden. Diese Wahrnehmungen kriege ich nicht mehr relativiert. Und dann heble ich das Ganze aus, indem ich mir besondere Aufträge zuziehe. Das heißt, ich löse die Situation auf, indem ich mir besondere Bedeutung beimesse, und so wachse ich in die Manie hinein.«

»Ich habe extrem viel gearbeitet, stand unter großem Druck; die Euphorie kippte in Erschöpfung um und die wiederum nach zusätzlichen Verletzungen in eine Depression.«

»Ich habe vielfach Misshandlungen erlebt. Zum ersten Mal manisch wurde ich mit 21 Jahren. Da habe ich meinen eigenen Groll und Hass vom Stapel gelassen, war auf einmal nicht mehr klein, unterdrückt und erniedrigt. Ich fühlte mich befreit, als wäre ein Riegel vom Mund weggesprengt worden. Bärenkräfte habe ich entwickelt in der Manie.«

Schon diese Zitate lassen einen inneren Zusammenhang von Depressionen und Manien ahnen. Es scheint fast so, als könne das innere Gleichgewicht nur noch um den Preis größerer Ausschläge – nach »oben« oder nach »unten« – gehalten werden.

Kindheit

Die Erfahrungen der Kindheit prägen, doch die Entwicklung hört nicht mit den ersten Jahren auf. Wir verklären oder verdammen unsere frühen Erfahrungen, versuchen zu kompensieren, was uns gefehlt hat, und wiederholen die Muster, die wir kennen gelernt haben. Immer sind wir Glied einer Kette: Auch unsere Eltern waren Kinder und geben weiter, was sie erfahren haben. Doch zugleich kann uns niemand die Verantwortung für eine eigene Entwicklung abnehmen.

»In meiner Kindheit durften Gefühle nicht gezeigt werden. Ich hatte eine Schwester, die sehr krank war und alle sehr in Anspruch nahm. Meine Eltern führten eine Vernunftehe ohne Gefühle. Jetzt zählt nur noch das Gefühl. Das ist so eine Art Flucht nach vorn. Natürlich birgt dieser Weg seine eigenen Risiken.«

»Als Kind habe ich viel geschrien, ohne dass meine Mutter merkte, was los war. Sie hatte resigniert, glaubte es mir sowieso nicht recht machen zu können. Ich bin dann sehr stark in meinen Verstand und in die Logik gegangen. Doch tief in mir war eine Sehnsucht nach Liebe, eine Art Motor für die Manie. In der Manie gebe ich mich der Sehnsucht hin, voll und ganz, ohne sie so erfüllen zu können.«

»Für mich war niemals Platz. Ich habe die Sprache verweigert als Baby, dann plötzlich mit drei oder vier wie ein Erwachsener geredet. Ich habe in die Windeln geschissen, bis ich irgendwann den Topf selbst geholt habe. Ich empfinde tiefe Trauer, die von Sehnsucht verdeckt wird und von Angst. So kann ich nicht weinen. Und das baut Druck auf und fördert die Manie.«

»Ich hatte schon als Kind diese verschiedenen Phasen. Mal habe ich nächtelang durchgeheult, war nicht ansprechbar, manchmal war ich überaktiv und schon nach meinem damaligen Empfinden unnormal. In gewisser Weise wurde ich so akzeptiert, obwohl ich den Eindruck hatte, dass meine Eltern immer versteinerter wurden. Als krankhaft wurde meine Art erst bezeichnet, als ich 21 war. Da wurde dann die Manie mehr akzeptiert, weil ich so enorm leistungsfähig war. Die Depressionen aber waren schrecklich.«

»Schon als Kind habe ich zu viel wahrgenommen, nicht selektiv, sondern alles gleichzeitig. Da waren immer zu viele Eindrücke auf einmal. Die Manie war so etwas wie ein Ventil.«

Die Depression ein Schutz, die Manie ein Ventil? Das Leid bleibt gleich und darf nicht weggeredet werden. Doch für ein wirkliches Verstehen reicht nicht der Blick zurück mit der Frage »Woher?«. Hinzukommen muss der Blick nach vorn mit der Frage »Wozu?«.

Verletzungen und Ausflüchte

Wie tief das Leid der Depression sein kann, lassen Zitate nur erahnen. Trauer können wir teilen, Schmerzen nachempfinden. Aber bei Leere und Fühllosigkeit versagt das Mitgefühl oft.

»Meine Depression bedeutet in erster Linie unendliche Trauer. Ich schüttle mich dann in Weinkrämpfen und empfinde eine tiefe Perspektivlosigkeit.«

»In Depressionen empfinde ich Schmerzen bis ins Knochenmark.«

»Depressionen sind für mich Ausdruck runtergeschluckter Aggressionen.«

»Wenn ich manisch werde, habe ich plötzlich ein leichtes Gefühl, wie ein Überflieger. Alle Skrupel verlassen mich. Ich beginne dann, andere zu provozieren. Diese Haltung kann sich auch verselbstständigen und die Provokation zu einem Selbstgänger werden. Ich bin dann immer auf der Suche nach Grenzen ...«

»In der Manie habe ich bewusst Normen verletzt, die ich als allgemeine Normen gesehen habe. Aber ich habe nie etwas getan, was strafrechtlich verfolgt wird oder was andere Menschen in ihrer Würde verletzt hat. Eine eigene innere Grenze war mir immer bewusst und die habe ich eingehalten.«

»Manie heißt für mich, dass ich mich mit familiären Mustern auseinandersetze, alte Rahmen sprenge.«

»Je mehr Erfahrungen ich sammle, desto mehr Gespür habe ich für das Ganze, für mich als ganzen Menschen und für meine Grenzen, und ich kann diese Grenzen dann auch besser einhalten.«

Kreativität

Manien erschrecken. Wir sind Wildheit nicht mehr gewohnt. Die folgenden Zitate deuten an, dass in der Manie – bei allem Leerlauf und aller Verzweiflung – auch Kraft steckt.

»Manien sind immer auch Umwandlungen in etwas Positives, Ausdruck von Kreativität. Die Familie wird aufgefordert, etwas mitzutragen – über Grenzen hinweg.«

»In Manien kann und muss ich alles sofort umsetzen, was mir in den Sinn kommt. Alle Ideen haben eine große Bedeutung.«

»Gerade in Manien ist es wichtig, kreativ tätig zu sein, sich gegenständlich auszudrücken. So können Energien abfließen und man bleibt auch in extremen Phasen in Verbindung mit der Wirklichkeit.«

»Umschlagpunkte«

Depressionen und Manien wirken nur auf den ersten Blick grundverschieden. Innerlich sind sie enger verwandt, als es zunächst erscheint. Das Erleben dieser Umschlagpunkte mag das verdeutlichen.

»In der Manie kippt die Depression um in eine unheimliche Energie und dann bei Erschöpfung wieder zurück.«

»Auf eine bestimmte Weise ist man sich auch in der äußersten Manie immer bewusst, dass der Zusammenbruch kommt. Das hält einen auf dem Boden und treibt die Manie gleichzeitig an.«

»In der Depression bin ich wie rohes Fleisch, sehr empfindlich; darin, wenn es gar nicht mehr auszuhalten ist, gibt es einen plötzlichen Übergang. Ich habe dann unglaubliche Energie, als wenn ich verliebt wäre. Die Manie bedeutet eine Linderung der Depression. Es ist schon erstaunlich, wie der Körper eine eigene chemische Fabrik in Gang setzt, um aus der Depression herauszukommen.«

Haben Depressionen und Manien nur oberflächliche Gemeinsamkeiten oder eine innere Verbindung? Diese Frage soll uns durch das Buch begleiten.

Zwei Aspekte sind mir besonders wichtig:

Depression ist nicht gleich Trauer. Wer wirklich trauert und dabei Halt findet, braucht nicht depressiv zu werden. Wer depressiv wird, ist verzweifelt traurig. Er trauert und versucht zugleich der Trauer zu entkommen. Er flieht in eine Leere, in eine Distanz von sich selbst. Die Verzweiflung wächst, je größer der Abstand wird.

Manie ist nicht gleich Glück. Wer wirklich glücklich ist, wem das Leben glückt, der braucht nicht manisch zu werden. Wer manisch wird, ist verzweifelt glücklich. Er sucht das Glück, wo er es nie finden wird – weit weg von sich selbst.

Beide Zustände können sich wechselseitig bedingen: Eine Manie kann so sehr erschöpfen, dass der Absturz in die Depression wie von selbst nachfolgt. Umgekehrt kann eine Depression so ausweglos wirken, dass nur die Flucht nach vorn bleibt, dabei dann so viel Tempo nötig ist, dass wir über das Ziel hinausschießen. Gemeinsam ist beiden Zuständen, dass meist der Schlaf gestört ist, mit dem Unterschied allerdings, dass Schlaflosigkeit in der Depression als quälend empfunden wird, während in der Manie ohnehin alles andere wichtiger erscheint.

Ebenfalls in beiden Phasen verändert sich das Zeitgefühl: In der Depression herrscht ein Gefühl von ewigem Stillstand; die Not hat keinen Anfang und kein Ende. In der Manie scheint alles gleichzeitig möglich. Vergangenheit, Gegenwart und Zukunft verschmelzen so, dass eine realistische (Selbst-)Einschätzung kaum noch gelingt (AG der Psychoseseminare 2001). Wenn das Gefühl für Zeit, für das Vorher und Nachher verloren geht, wenn Depression und Manie zeitlos und ewig erscheinen, wachsen Verzweiflung und Leichtsinn ins Unendliche. Diese Veränderung markiert den Unterschied zu den Stimmungsschwankungen, die wir alle kennen, vielleicht auch den eigentlichen Übergang zur Erkrankung. Wenn ich »schlecht drauf« bin, weiß ich noch, wie es anders war, und ahne zumindest, wie es wieder anders wird; in überschwänglichen Phasen, die ich auch gut kenne, weiß ich trotzdem noch um die Grenzen meiner Kräfte. Das ist mein Glück.

Erleben und Erfahrungen von Angehörigen

Depressionen und Manien haben eine tiefe Wirkung. Nichts ist mehr, wie es war. Die Welt ändert sich nicht nur für den Einzelnen, sondern auch für seine Umgebung. Angehörige und Freunde sind von den Wandlungen betroffen. Nicht selten werden sie mitgerissen in Höhen und Tiefen. Manchmal versuchen sie den Gegenpol zu besetzen und zu halten. Mit manchmal übermäßiger Anstrengung versuchen sie, das Gesamtgleichgewicht zu balancieren. Dabei kann es passieren, dass sich beide Seiten polarisieren und so Depressionen oder Manien in der Dynamik der Beziehung verstärken. Der depressive Mensch scheint alle Verzweiflung, alle Schuldgefühle und alle Krankheiten der Welt auf sich zu versammeln, der manische Mensch alle Bedeutung und allen Erfolg. Für die Angehörigen bleibt nichts mehr übrig. Gemeinsame Trauer oder gemeinsame Träume haben keinen Platz mehr. Im Extrem wirken dann Paare wie Pater-noster-Aufzüge, die systematisch aneinander vorbeiziehen – eine Tragödie, die vermutlich nur gemeinsam aufzulösen ist.

In dieser Situation ist es gerade wichtig, dass Angehörige nicht aufhören, sich selbst ernst zu nehmen. Wenn ein Mensch dabei ist, sich selbst zu verlieren, hat es keinen Sinn, dass sich auch noch seine Angehörigen aufgeben. Niemandem ist gedient, wenn sie sich selbstlos nur um den anderen drehen und schließlich selbst in einer (fast) depressiven Leere oder einer (fast) manischen Geschäftigkeit landen.

Vielleicht ist es möglich, dass Betroffene im Nachhinein die Empfindungen ihrer Partner, Freunde, Eltern und Kinder kennenlernen. In Psychoseseminaren gelingt dies indirekt über den Umweg der Fremdheit, wenn also Angehörige fremde Erfahrene oder umgekehrt Erfahrene fremde Angehörige kennenlernen. Eine professionelle Behandlung von Depressionen und Manien kann in aller Regel nur gelingen, wenn die Position der nahen Angehörigen gleichzeitig und gleichberechtigt berücksichtigt wird.

Aus der Sicht der Partner

Was empfinden Partner, wenn der vertraute Mensch in bodenlose Tiefen abstürzt oder in große Höhen davonfliegt? Wie verändert sich das eigene Gefühl, die eigene Rolle?

»Depression – bodenlose, klirrende Traurigkeit, in der mir ihre Tränen als ein Zeichen von Lebendigkeit wie eine Erlösung erschienen. Ein scheues, krankes Tier, das vor mir zurückzuckte. Furchtsam suchte ich nach einer Möglichkeit, damit sie nicht ganz aus meinem Leben verschwand.«

»Manie – die Veränderung kam jäh und unerwartet. Sie schäumte schier über vor Energie und Lebenslust, balancierte gekonnt auf dem schmalen Grat zwischen Übermut und Wahnwitz. Ich war nicht mehr der Partner, sondern ein atemloser Zuschauer, der kaum Schritt halten konnte. Versuchte ich zu bremsen, wurde ich brutal überrollt. Eine Lawine – wunderschön und schrecklich.«

Diese beiden Zitate desselben Partners sind beeindruckend liebevoll und vorurteilsfrei. Ich kenne keine annähernd so treffende professionelle Definition einer Manie. Zugleich wird deutlich, dass beide Phasen – so verschieden sie sind – in der Partnerschaft

Ähnliches bewirken: Der Kontakt droht verloren zu gehen. Umso wichtiger ist, dass wir Patner, überhaupt nahe Angeghörige, einbeziehen; dies nicht zu tun, sehe ich inzwischen als fachlichen Kunstfehler an. Wird die Partnerschaft mitgerissen, ist sie am Auf und Ab beteiligt? Welche Nähe ist aushaltbar, welcher Abstand nötig, um nicht mitgerissen zu werden? In diesem Spannungsfeld brauchen auch Angehörige Hilfe und Orientierung.

> *»Mein Mann ist geistig sehr interessant und körperlich sehr gesund. Wegen seiner Erkrankung haben wir uns auf einen ganz bestimmten Tagesablauf eingestellt, haben für uns eine richtige Formel gefunden, uns aus dem Weg zu gehen. In der Depression ist er völlig zurückgezogen, grüßt mich nicht und nimmt nichts wahr. In der Manie steht er wohl unter einem enormen Leistungsdruck und beginnt zehn Dinge gleichzeitig. Ich kann gar nicht so schnell mitschalten, sein Tempo ist atemberaubend. Und er kriegt mehr auf die Reihe, als man erst mal denkt. Wir haben uns darauf geeinigt, dass seine Netzkarte schon vor meiner gilt. Er schimpft dann wie ein Rohrspatz, dass er raus muss, aber wir wissen beide, dass es ihm guttut. Wenn er dann morgens aus dem Haus ist, genieße ich einen wunderbaren Moment der Ruhe. Dann ruft er von außerhalb an, ob ich schon weg bin, denn wenn er wiederkommt, soll ich nicht da sein. So ringen wir um Distanz.«*

Wie verändert sich eine Partnerin durch die Behandlung?

> *»Sie hat mich mit der Schnelligkeit ihrer Gedanken überfordert. Sie hat viel geredet und viel gefordert. Ich sollte auf komplexe Fragen antworten und konnte es nicht. Ich war mit Neuem konfrontiert, über das ich mir erst einmal klar werden musste. Nachdem sie die Medikamente eingenommen hatte, bemerkte ich eine krasse Verän-*

derung. Ich hatte das Gefühl, dass sie künstlich ruhiggestellt war, und fragte mich, ob das der richtige Weg ist.«

Welcher Zustand ist besser auszuhalten? Die Erfahrungen sind verschieden:

»In der Depression wusste ich, was ich zu tun hatte, was mein Partner von mir erwartet. Es war für mich klar, dass ich für ihn sorgen muss. In der Manie war er dann sehr aggressiv und wandte sich ab. Ich war sehr erschrocken. Mit diesen Phasen komme ich viel schlechter zurecht.«

»Bei meinem Mann ist es eher umgekehrt: In Manien spüre ich, dass ich ihm viel bedeute; in Depressionen bin ich der letzte Dreck. Er ist sich selbst nichts wert, aber ich ihm auch nicht. In Depressionen darf ich ihn nicht mal berühren.«

Auch das Erleben und Fühlen der Partnerinnen und Partner macht die Schwankungen mit – gegenläufig oder mitläufig –, wenngleich nicht so extrem.

Aus der Sicht von Kindern

Kinder erleben die Stimmungsveränderung der Eltern sehr direkt. Sie haben wenig Abwehrmöglichkeiten und beziehen vieles auf sich. Ihre Schutzlosigkeit kommt in den folgenden Zitaten zum Ausdruck, auch wenn darin vor allem inzwischen erwachsene Kinder im Rückblick auf ihre Erfahrung sprechen. Gleichzeitig halten Kinder mit großer Zähigkeit an ihrem gewohnten Bild und an ihren guten Erfahrungen fest. Sie können über eine längere Zeit die gesunden und die kranken Seiten von Mutter oder Vater nebeneinander halten, in sich abbilden und leben lassen.

»Als Kind bin ich sehr stark auf Distanz gegangen zu meiner Mutter, brauchte Schutz. Es war abgründig für mich, zu erleben, dass meine Mutter gar nicht präsent ist. Ich habe genau mitbekommen, wie die Depression allmählich kam. Ich kannte den Ablauf später ganz genau und habe mir dann gedacht: ›Gott sei Dank, jetzt ist sie nur noch 14 Tage hier, dann ist sie in der Klinik.‹ Als Kind habe ich meine Mutter manchmal genommen und geschüttelt, habe nicht begriffen, was mit ihr los ist. Irgendwann war mir klar, dass ich nichts mehr für sie tun kann. Sie war dann nicht mehr ansprechbar. Und ich war irgendwann nur froh, wenn sie nicht mehr da war.«

»Vor meinen Freundinnen habe ich die Mutter versteckt. Sie war so unberechenbar. Zugleich habe ich sie extrem geliebt. Manchmal, wenn ich mit ihr allein war, hatte ich das Gefühl, ich könnte sie erlösen. Ich dachte: ›Ich muss nur das richtige Wort finden, muss dahinterkommen, was mit ihr los ist.‹ Ich hatte ein tiefes Bedürfnis, dem Geheimnis auf die Spur zu kommen. Bei uns wurde viel gelesen, insofern dachte ich wohl, dass es um ein richtiges Wort gehen könnte. Exzessiv habe ich auf sie eingeredet, bis meine Ohnmacht unübersehbar war.«

»Meine Mutter war sehr charmant und großartig, wenn sie gesund war. Doch die plötzlichen Umschwünge führten dazu, dass es später keine Freunde mehr gab. Als sie krebskrank wurde, veränderte sie sich. Sie begann mit dem Leben zu kämpfen, und die Phasen wurden schwächer. Alles in allem kann ich sagen, dass ich sehr früh als Kind schon Mutter für meine Mutter war. Ich war sehr früh erwachsen und es war durchaus auch ein erhabenes Gefühl. Meine eigenen Defizite habe ich erst viel später gesehen.«

»Meine Eltern hatten eine schreckliche Ehe. Meine Mutter macht jetzt Dinge, die sie früher als unmoralisch empfunden hätte. Sie

> *setzt sich über alles hinweg. Inzwischen weiß ich, dass sie nie so gelebt hat, wie sie hätte leben müssen. Sie war zutiefst unglücklich in dem Gefängnis Ehe, mit vier Kindern, ohne Beruf, im letzten Haus im Gebüsch. Als ich zehn Jahre alt war, habe ich zu meinen Freundinnen gesagt, sie sei eine Hexe. Erst später begann ich sie zu verstehen und habe mich auch um sie gekümmert. Mein Vater hat unsere Mutter nie ernst genommen und gleichzeitig nie Grenzen gesetzt.«*

Kinder sind auf den emotionalen Kontakt zu anderen Menschen existenziell angewiesen. Wenn die Beziehung zu einem wichtigen Menschen vorübergehend nicht gelingt, brauchen sie Aufklärung, warum das so ist, damit sie nicht alle Schuld bei sich suchen. Und sie brauchen Halt bei anderen Personen.

Aus der Sicht von Eltern

Wie empfinden Eltern die affektiven Veränderungen ihrer Kinder? Und wie nahe kommt die Verzweiflung ihnen selbst?

Die folgenden Zitate und vor allem der daran anschließende längere Bericht einer alleinerziehenden Mutter machen die »Achterbahn« der Eltern spürbar.

> *»In der Depression hatte ich ständige Angst, mein Sohn könnte sich umbringen, ich habe mich bemüht mitzufühlen, konnte das aber selbst nach einer Zeit gar nicht mehr aushalten. Die Manie bedeutete für mich als Mutter Entlastung, er war dann gut drauf. Mein Problem war nur, dass ich nichts mehr richtig verstand. Es war kein Kontakt mehr möglich. Mein Sohn war mir dann völlig fremd. Ich war erschrocken, zugleich aber auch fasziniert, was alles in ihm drin ist.«*

> *»Nach einem längeren Besuch meiner Tochter bin ich selbst depressiv geworden. Eigentlich lebt sie in einem Wohnheim, fühlte sich*

damals aber nicht wohl dort. Ich wollte den Besuch durchaus. Eine Zeit lang ging es uns auch gut miteinander. Und als es ihr dann schlechter ging, konnte ich mich ein paar Tage noch halten. Aber irgendwie dauerte es zu lange. Und als sie gar nicht mehr aufstehen wollte, zog sie mich mit nach unten. Wir haben dann abgebrochen. Zwei Wochen später hatte ich mehrere Nächte hintereinander ähnliche Träume, in denen ich von tiefer Traurigkeit gepackt wurde. Ich weinte im Schlaf. Danach war mein depressiver Zustand erst mal vorbei. Wir haben später darüber gesprochen und vereinbart, dass wir uns lieber öfter, aber kürzer besuchen.«

Innenansichten einer alleinstehenden Mutter

Im Folgenden schildert Elke S., Mutter eines manisch-depressiven Sohnes, ihre eigene Stimmungslage, ihre ganz persönliche »Achterbahn der Gefühle«. Der Text besteht im Wesentlichen aus Bruchstücken und Stichworten und er ist bewusst so belassen, weil jeder Versuch, den Text sprachlich zu »glätten«, auch den Inhalt unvertretbar harmonisieren würde.

Während der Depression

Ungeduld und Unmut (»Der macht mich noch wahnsinnig mit seinem ewigen ›Ich kann dies und das nicht mehr‹.«) wechseln sich ab mit zunehmender Sorge (»Vielleicht kann er ja wirklich nicht anders.«) und mit dem Bedürfnis, mit alldem nichts mehr zu tun zu haben. Tipps und Hilfeangebote – »Versuch's doch mal so oder so ...« – laufen ins Leere. Je hilfloser ich mich fühle, desto mehr sabble ich ihn zu mit Ratschlägen.

Je mehr ich merke, wie sinn- und nutzlos meine Tipps und Hilfeangebote sind, desto mehr verstärkt sich das Gefühl, ich könnte ihm womöglich mehr schaden als nutzen. Zweifel machen sich breit: »Bin ich schädlich für meinen Sohn? Hemme ich ihn in der positiven Bewältigung seines Lebens?« Schuldgefühle jeglicher, auch widersprüchlicher Art, Vergangenheit und Gegenwart betreffend, tauchen auf: »Ich habe meinen Sohn zu sehr an mich gebunden« und »Ich habe ihn zu früh aus dem Nest geworfen«.

Es gilt, Hilflosigkeit und Machtlosigkeit zu ertragen: Nichts tun zu können, außer die Situation, wie sie ist, irgendwie auszuhalten, und das möglichst ohne selbst wegzulaufen. Aus Angst, S. könnte sich umbringen, entsteht manchmal eine Art »Wunsch«, er könnte sich das Leben nehmen – oder ich mir –, bloß um die Situation irgendwie zu beenden. Am liebsten möchte ich zumindest einen Teil der Ängste und der Verantwortung abgeben können, an seinen Vater, an einen Therapeuten, an eine Klinik, an irgendjemanden.

Ich bin erleichtert, als mein Sohn auf eigenen Wunsch in die Psychiatrie geht … und wütend und enttäuscht, als ich feststelle, dass dort wenig mehr als Medikation stattfindet, Therapie ausbleibt. Die Frage: »Wem kann ich mich anvertrauen?«, führt zu dem Ergebnis: Am Arbeitsplatz besser nicht über die Erkrankung des Sohnes reden. Bei Freunden merke ich deren Grenzen der Belastbarkeit eher als meine eigenen. Eine zusätzliche Belastung besteht darin, die Vorwürfe abzuwehren, mit denen meine Mutter und S.s Vater mich bedenken.

Erschöpfung lässt mich vor Müdigkeit nicht einschlafen.

Jeden Tag die erneute Gratwanderung: »Wie kann ich mich abgrenzen, ohne S. im Stich zu lassen?« Innere Unruhe bei der Frage: »Was kommt als Nächstes? Wie soll das alles weitergehen?« Die Erschöpfung gibt der Apathie ein Stück Raum: »Ich kann eh nichts ändern.« Die Verantwortung, die einzige Vertrauensperson für S. zu sein, schmeichelt schon lange nicht mehr, sie erdrückt mich. Das Gefühl, mit der ganzen Misere allein dazustehen, entpuppt sich leider nicht nur als Gefühl, sondern als erlebte Realität, da Freunde sich mehr und mehr zurückziehen. Geräuschempfindlichkeit lässt mich nachts nicht schlafen. Sehnsucht nach Halt, nach einer »Tankstelle« für mich. Benommen vor Erschöpfung.

Während des Übergangs zur Manie

Anfangs Freude und Erleichterung: »Es geht ihm besser, er wirkt lebendig.« Danach Verwunderung: »Er wirkt sehr lebendig.« Danach Skepsis: »Er wirkt zu lebendig, zu aufgedreht.«

Während der Manie

Erleichterung, da S. sich offensichtlich wohler fühlt.

Verwirrung: »Was ist denn das nun? Das ist doch nicht normal.«

Erleichterung, als S. sich auf mein Drängen hin nochmals in die Psychiatrie begibt.

Nacktes Entsetzen, als ich erlebe, was die Medikamente aus S. gemacht haben. Angst und Verzweiflung, als S. sich nach kurzer Zeit aus der Psychiatrie entlassen lässt und die Medikation absetzt. »Was kommt da auf mich zu? Wie soll ich damit umgehen?« Herzjagen vor Angst. Angst vor dem eigenen emotionalen Absturz, vor eigener Depression.

Aus Angst, selbst nicht wieder aufstehen zu können, reiße ich mich zusammen, gestatte mir nach Möglichkeit keine Tränenausbrüche, bin um Fassung und Haltung bemüht. Dahinter stehen jedoch ... Gefühle von Verletzlichkeit, Verletzbarkeit, Wundsein. Zum Teil bin ich fasziniert von dem ungeheuren plötzlichen Energiepotenzial, das S. zur Verfügung zu stehen scheint – während meines in beängstigendem Tempo schwindet.

Furcht vor Zurückweisung und Verlust, als ich merke, dass ich auf gewohnter verbaler Ebene keinen Zugang mehr zu ihm finden kann.

Smalltalk-Kontakte zu Außenstehenden werden sehr anstrengend und erscheinen mir ebenso unerträglich wie Mitleidsbekundungen (»Wie schrecklich, der arme Junge!«). Geduld und Nachsicht mit Außenstehenden (Beruf, Freunde) kann ich nicht mehr aufbringen, finde auch keine Kraft mehr, mich gegen andere zu behaupten. Selbst Dinge, die mir eigentlich Spaß machen, werden immer anstrengender.

Wenn ich versuche, mich in die Manie einzufühlen, um eine gemeinsame Ebene zu finden, verliere ich mich womöglich selbst vollends.

Ich bin kopflos vor Angst um meinen Sohn, weniger um sein emotionales Wohlbefinden, mehr um das, was er anstellen könnte.

Eigene Ängste brechen hervor: vor Arbeitsunfähigkeit, davor, ohne Halt zu sein, vor eigenem Durchdrehen. Mein Körper reagiert in zunehmendem Maße überreizt. Angst davor, immer wieder mit meiner Machtlosigkeit konfrontiert zu werden. Ich bin innerlich zum Zerreißen gespannt und zugleich erstaunt, dass ich noch funktioniere in Beruf, Haushalt, Fortbildung, Alltagsverrichtungen. Besonders von Freunden, die Kinder im selben Alter haben, fühle ich mich ausgegrenzt. S. redet und redet und redet – und ich verstehe nichts. Sein Zustand zerreißt mir das Herz. Die Ungewissheit, was noch passiert, zermürbt. Die Angst, selbst in der Psychiatrie zu landen, wächst. Ich bin überfordert vom Beruf, zweifle an mir und an meinem Dasein. Bei lauten Stimmen draußen fürchte ich, es könnte S. sein, der herumirrt. Die Geräuschempfindlichkeit wird unerträglich. Tagsüber bin ich erschöpft, nachts schlaflos.

Die eigene Bedürftigkeit wird deutlicher. Wunsch nach Gehaltenwerden, Anlehnen, aber: niemand da. Begegnungen mit S. sind nur für 15 bis 20 Minuten möglich; dann Tränenausbruch meinerseits. Wie kann ich S. loslassen, ohne ihn fallen zu lassen? Beim Anblick meines Sohnes: Liebe, Trauer, Verzweiflung. Immer wieder die Überlegungen: »Gab es früher schon erste Anzeichen? Was wies früher schon auf eine psychotische Störung hin?« Und die Selbstvorwürfe: »Warum habe ich erste Alarmzeichen nicht erkannt?«

Scham vor den Nachbarn. Scham, dass ich nichts ausrichten kann, hilflos und machtlos bin. Scham, mich anderen anvertraut zu haben: »Habe ich schon damit meinen Sohn bloßgestellt und verraten? Oder stehe ich zu ihm und seiner Erkrankung?«

Die Bemühungen, selbst einen Therapieplatz zu finden, scheitern: keine Kraft mehr für die Suche nach einem geeigneten Therapeuten. Reduzierung der wöchentlichen Arbeitszeit aus gesundheitlichen Gründen. Keine Kraft mehr für ein geselliges Beisammensein. Gerührt und berührt von S.s Fürsorglichkeit anderen Menschen gegenüber (»Freundliche Manie«). – Manchmal verwischen sich die Grenzen: »Wer ist der Kranke? Wer der Gesunde?«, wenn ich nur noch weine und S. mich tröstet. Manchmal lachen wir auch gemeinsam.

Manchmal kann ich S. ein Stück weit folgen in seinen Gedankenflügen. Oft sage ich: »Ich komme da nicht mehr mit. Das sehe ich anders. Ich brauche jetzt eine Pause.« Hinter S.s Munterkeit ist auch Traurigkeit zu spüren. Manchmal fühle ich mich von S. verarscht. Manchmal habe ich den Eindruck, er will mir auf seltsame Weise irgendwas beibringen. Was?

Sorge: »Kann S. die Manie ohne Medikamente, ohne Betreuung durchlaufen? Bricht er irgendwann einfach zusammen? Wie endet das?« Trauer: »Wo ist der S. geblieben, den ich kannte?« Aushalten lernen! Immer wieder aufs Neue.

Ich merke Unruhe und Rastlosigkeit in mir; zunehmend wieder die Erschöpfung, über die ich immer noch irgendwie hinwegpowere. Auf Anraten eines Arztes ziehe ich in Erwägung, mit S.s Bank zu sprechen, um gegebenenfalls sein Kontoguthaben zu retten; empfinde das aber doch als Vertrauensbruch und tue es nicht. Zweifel an meiner Wahrnehmung: »Ist das wirklich S., der sich so benimmt?« Ich schreibe seine Äußerungen am Telefon mit, um schwarz auf weiß zu haben, dass ich recht höre, was ich höre.

S.s Vater zieht sich vollends aus jeder Verantwortung heraus, als die Überlegung »Zwangseinweisung« auftaucht. Bei meiner hektischen Suche nach Hilfe bin ich S. in seiner Manie nicht unähnlich. Ich suche und finde Unterstützung bei einer psychoseerfahrenen Bekannten, bei Angehörigengruppen, im Psychoseseminar, beim Sozialpsychiatrischen Dienst.

Hoffnung keimt auf, da die Manie langsam, langsam, aber stetig nachlässt und die Möglichkeit, ein Gespräch mit S. zu führen, sich nach und nach von einer Minute auf drei Stunden steigert. Vorsichtige Freude, dass zeitweise eine gemeinsame Gesprächsebene wieder erreichbar ist. Angst, nach Ausklang der Manie könnte wieder eine Depression eintreten. Die Hoffnung wächst, S. könnte nun eine Therapie in Anspruch nehmen.

Sehnsucht, wieder ganz mein Leben mit Beruf, Ausbildung, Freunden, Hobbys zu leben. Je besser es S. geht, desto mehr sacke ich körperlich ab.

Ich bin stolz auf S., dass er seinen Weg gegangen ist in der Manie, ohne Medikamente und ohne sich reinreden zu lassen.

Immer wieder Gedanken um mögliche Ursachen. Nachts vor allem Wut auf die Ärzte, auf Kollegen, Freunde, S.s Vater.

Nach Ausklingen der Manie

Plötzlich einsetzende Drehschwindel bringen mich ins Krankenhaus, wo ich nichts tue außer essen und schlafen. Anschließend fahre ich zur Kur, um mich »aufzupäppeln«. Nach dreimonatiger normaler Berufstätigkeit mit immer noch enormem Schlafbedürfnis sorgt eine wieder zunehmende Erschöpfung für eine langfristige »Zwangspause« im Beruf.

Ich hatte die wohl etwas naive Vorstellung, dass ich trotz all dem Stress nach der Kur mein Leben wie früher wieder aufzunehmen könne. Langsam entwickle ich eine neue Denkweise: Ohne die psychotische Erkrankung meines Sohnes hätte ich's mir nie »gegönnt«, im Beruf auszusetzen. Ich lerne langsam und oft noch widerwillig, nachsichtiger mit mir zu sein, kürzer zu treten, mir selbst etwas zu gönnen.

Mein Vertrauen in S.s Kräfte, in sein »Selbstheilungspotenzial«, ist gewachsen.

Was ist aus meiner Sicht hilfreich?

Selbsthilfegruppe – Angehörigengruppen – das Psychoseseminar – die Krisenintervention durch den Sozialpsychiatrischen Dienst – Gespräche mit einer psychoseerfahrenen Bekannten – Massagen – Ablenkung im Beruf – jeden Tag aufschreiben, was der Tag Positives brachte, selbst, wenn's nur das Wetter ist – jeden Tag aufschreiben, was mir an dem Tag gelungen ist, und seien es Dinge, die selbstverständlich sind, wie pünktlich zur Arbeit zu gehen – heiß duschen – die Telefonseelsorge anrufen – malen – sich alles von der Seele schreiben – mein Teddy zum Einschlafen, auch wenn es andere albern finden – verschiedene Bücher haben mir geholfen, zum Beispiel Irren ist menschlich und Freispruch der Familie von Dörner, Stimmenreich von Bock, Himmelhoch jauchzend, zu Tode betrübt von Luderer, Einführung in die Psychiatrie von Bohnsack und auch die Protokolle des Psychoseseminars – seichte Romane! – schwimmen, Rad fahren, spazieren gehen – Autogenes Training und Meditation.

Selbstverständlich waren nicht alle der aufgelisteten Punkte zu jeder Zeit gleich hilfreich.

KURZGEFASST Depressionen und Manien belasten nicht nur den Einzelnen, sondern seine ganze Umgebung. Alte Beziehungen werden auf die Probe gestellt. Dabei hat es keinen Sinn, wenn Angehörige oder Freunde selbstlos handeln und selbst die Orientierung verlieren. Die Balance der Bedürfnisse zu halten ist besonders schwierig und notwendig. So isoliert Menschen in Depressionen und Manien auch wirken, ihre Erfahrung wirkt nahezu immer auch in einem sozialen System von Beziehungen und durch deren Echo zurück. Angehörige brauchen für ihren schwierigen Part Aufmerksamkeit und Rückhalt.

Wahrnehmungen eines psychiatrisch Tätigen

Eigene Stimmungsschwankungen

Natürlich kenne ich wie jeder Mensch mehr oder weniger deutliche Schwankungen meiner Stimmungen, meiner sozialen Kompetenz und meiner allgemeinen Leistungsfähigkeit. Alle möglichen Faktoren spielen dabei eine Rolle. Ich kenne Schwankungen im Tagesrhythmus, wochenbezogene Leistungskurven, jahreszeitliche Stimmungsschwankungen sowie Entwicklungen, die sich am ehesten in einer Art Lebenskurve darstellen lassen. Und jeder physikalisch halbwegs gebildete Mensch kann sich vorstellen, dass sich diese und andere Wellen zu beträchtlichen »Brechern« auftürmen können. Ich kenne depressive Krisen, die eindeutig mit einem bestimmten Ereignis zusammenhängen (siehe unter »reaktive Depression«). Insbesondere Krisen in der Familie können mich »umhauen« oder nachhaltig beeinträchtigen.

Beruflich neige ich dazu, mich bis an meine Grenze zu belasten, was einerseits den Vorteil hat, Grenzen zu spüren, also sich kennenzulernen, andererseits natürlich zu Erschöpfung führen kann. Darauf reagieren meine Frau und meine Kinder je nach ihren Kräften und ihrer Verfassung geduldig oder ungeduldig. Verzichten möchte ich auf die Reibung, Struktur und Wärme, die mein Beruf mir bietet, nicht. Durch Wiederholung weiß ich inzwischen, dass meine Art, mit mir und anderen umzugehen, selbstverständlich auch biografische Wurzeln hat. Da gab es Vorbilder, denen ich als Kind nacheiferte, und Konflikte, denen ich durch Leistung zu begegnen suchte – Mechanismen, die früher neurotisch genannt wurden und die wohl jede und jeder kennt.

In einer bestimmten Situation, als sich die biografische Hypothek, lange hingezogene Konflikte und aktuelle Belastungen summiert hatten, war ich so nachhaltig verstimmt, ambivalent und handlungsunfähig, dass ich kleinste alltägliche Entscheidungen nicht mehr treffen konnte. In dieser Zeit habe ich eine Ahnung davon bekommen, wie tief Depressionen gehen können. Hätte dieser Zustand lange angehalten, hätten sich vor allem körperliche Aspekte wie Schlaflosigkeit oder Appetitlosigkeit verselbstständigt, dann hätten eifrige Diagnostiker vermutlich von einer zumindest mittelgradigen Depression gesprochen. Ich habe gespürt, wie sich Selbstzweifel und eine vermeintlich kritische Haltung der Umgebung hochschaukeln können. Gleichzeitig blieb ich für eine großzügige und geduldige Reaktion auch entfernterer Personen immer sehr empfänglich. Vor diesem Hintergrund vermute ich, dass auch Menschen mit »ausgewachsenen« Depressionen und Manien auf jeweils besondere Art für das Echo ihrer Umgebung empfänglich bleiben. An welchem Punkt genau das eigene Gefühl des Aufgehobenseins brüchig wird, finde ich schwer darzustellen.

Mit dieser Beschreibung eigener depressiver Anteile will ich kein »Coming-out« betreiben. Wenn ich müde bin, sprechen meine Gesichtszüge ohnehin eine offene Sprache. Mein Gesicht lässt sich lesen wie ein offenes (nicht mehr druckfrisches) Buch. Insgesamt glaube ich eher, dass ich durch eine bestimmte Nähe zur Depression und durch ein bestimmtes alltägliches Ausleben vor einer depressiven Erkrankung im engeren Sinne zunächst einmal geschützt bin, wobei ich die möglichen Auswirkungen künftiger Ereignisse natürlich nicht absehen kann. Ich bin sicher, dass jeder, der hinsehen mag, ähnliche Seiten an sich entdecken wird wie ich.

Eigene manische Anteile?

Ich halte mich trotz aller depressiver Anteile für einen optimistischen Menschen. Zumindest bin ich im fachlichen und im politischen Bereich mit meinem »penetranten Optimismus« einigen Kollegen schon gehörig »auf den Geist« gegangen. Allerdings habe ich die Annahme eines günstigen Verlaufs meiner Aktivitäten auch ein bisschen zur Strategie gemacht: Meine Erfahrung sagt, dass eine optimistische Grundhaltung in Grenzen anstecken kann, dass mich die Hypothese des Erfolgs dem Erfolg eher näherbringt. Doch manchmal macht mich diese Haltung auch atemlos.

Im privaten Leben kennt vermutlich jeder Mensch mit eher optimistischer oder eher pessimistischer Grundhaltung bzw. Weltanschauung. Ich bin überzeugt, dass diese Grundhaltung nur begrenzt ein Ergebnis von gedanklicher Auseinandersetzung ist, sondern eher eine Frage der Mentalität ist und mit Selbstwahrnehmung, Selbstschutz und der Wahrnehmung von Ressourcen zu tun hat. Wenn ich in privaten Beziehungen eher das Gute annehme und von guten Absichten des anderen mir gegenüber ausgehe, dann kann auch das zu einem guten Echo führen. Es gibt aber auch Freunde, die manchmal mit Recht »genervt« sind, wenn ich bestimmte negative Aspekte penetrant ausblende.

Mein früherer Chef, Professor Jan Gross, ärztlicher Leiter der Psychiatrischen Universitätsklinik Hamburg bis 1993, hat mir im Hinblick auf meine beruflichen und psychiatriepolitischen Aktivitäten einmal bescheinigt, ich hätte »eine erstaunlich geringe Hemmung, zu handeln«. Ich weiß bis heute nicht, ob er das eher anerkennend oder eher kritisch gemeint hat. Vermutlich beides. Vielleicht spielte auch seine eigene Parkinson-Erkrankung mit einer zunehmenden »Hemmung des Handelns« eine Rolle. Vom Verstand her kann ich im inneren Dialog antworten: Was soll denn ein Psychologe in der medizinischen Hierarchie einer Klinik sonst tun? Oder ich kann mir eher trotzig sagen: Mein Selbstvertrauen hat eine gesunde Basis. Eigentlich weiß ich aber, dass genau dieser Aspekt meines Selbstvertrauens, den er vermutlich gemeint hat, beträchtlichen Schwankungen unterliegt. Und bis zu einem gewissen Grad ist das auch gut so. Andere können sich dann von mir ausruhen. Ich selbst kann neue Kraft schöpfen. Aus Zweifeln heraus kann eine neue Überzeugungskraft wachsen. Wer zweifeln kann, wirkt überzeugender. Und wer beim Überzeugen zuhört und nachdenkt, dem kommen neue Zweifel von selbst.

Vergleichbare manische Anteile kann vermutlich jeder an sich wahrnehmen. Und vielleicht erkennt auch mancher von denen, die »richtige« Depressionen und Manien kennen, das eine oder andere aus meiner Beschreibung bei sich wieder. Die unterschiedliche Qualität und Intensität der Stimmungsschwankungen, die ich kenne und zu denen andere in der Lage sind, ist mir bewusst und wird auch durch die folgenden Ausführungen über mein subjektives Erleben als Therapeut in der Begegnung mit manisch-depressiven Menschen deutlich. Begegnung erfordert Selbstwahrnehmung – bezogen auf das Gemeinsame und das Trennende. Das unterstreicht auch dieses Zitat einer Kollegin: »Es geht um die Spannweite zwischen Menschen, die eigentlich aufgehoben, gewollt und selbstverständlich Platz in der Welt nehmen können und dabei einige oder auch viele depressive Einbrüche oder manische Ausreißer haben, und Menschen, die in ewiger Suche, in Selbstzweifeln und innerer Zerrissenheit ab und zu einige oder auch viele helle Lichtungen erreichen und sich dann kurzfristig ausruhen dürfen. Es gibt diesen verdammten Unterschied zwischen depressiven Anteilen, die kränken, und dem Empfinden, dass das Leben an sich schon eine immense Kränkung sei.«

Begegnung mit depressiven Menschen

Nach meiner Ansicht ist sinnvolle Arbeit in der psychotherapeutischen und psychiatrischen Versorgung nicht möglich, ohne tiefere Beziehungen einzugehen mit Menschen, die psychisch »besonders« sind und/oder psychisch leiden. Auch wenn diese Beziehungen nicht so existenziell an die Substanz gehen wie bei familiären und freundschaftlichen Beziehungen, so bin ich doch als ganzer Mensch beteiligt. Ich reagiere immer auch emotional. Ob ich will oder nicht, spielt mein subjektives Erleben eine große Rolle und beeinflusst meine Wahrnehmung und damit auch mein Handeln. Nehme ich mein eigenes Erleben ernst und wende mich ihm bewusst zu, habe ich die Chance, nicht nur mich, sondern in mir auch den anderen besser wahrzunehmen.

Aus den Anfängen meiner Berufstätigkeit erinnere ich mich noch an eine Frau mittleren Alters, die an einer schweren Depression litt. Sie war lange stationär behandelt worden und kam nun in die Tagesklinik. Sie selbst hatte nicht das Gefühl, dass sich irgendetwas gebessert hatte. Ich war zuständig, sprach regelmäßig mit ihr, war unerfahren, wollte aber allen beweisen, dass ich mein Geld wert bin. So versuchte ich sie zu ermuntern, machte ich alle möglichen Vorschläge, was sie denn tun könne. Sie ließ alles an sich abperlen, würdigte mich keines Blickes. Irgendwann nach etlichen Gesprächen rutschte mir raus: Jetzt fällt mir nichts mehr ein; sie haben die schwerste Depression, die ich kenne. In diesem Moment husche ein Lächeln über ihr Gesicht. Sie würdigte meine Äußerung als ein Anerkennen Ihres Leids. Und vielleicht war ich ihr in diesem Moment der Ohnmacht auch näher als vorher. Vielleicht mussten meine professionellen Ratschläge vorher auf sie leichtfertig und beschämend wirken?

Jedenfalls war jetzt das Eis gebrochen: Auf der Basis des anerkannten tiefen Leids und der (wenn auch nur für einen Moment) geteilten Ohnmacht, war nun möglich, gemeinsam zu suchen, was vielleicht trotzdem noch möglich war. Seit diesem Ereignis bin ich besonders kritisch, wenn wir bei Depressionen, ohne innezuhalten, in immer schnellerer Hektik nach Lösungen suchen, von einem Antidepressivum zum anderen hasten, um dann übergangslos eine Elektrokrampftherapie anzubieten. Ohnmacht und Verzweiflung wenigstens für einen Moment zuzulassen sollte Basis für alles andere sein. Diesen Respekt sind wir den anderen schuldig; anders kann vermutlich keine ehrliche therapeutische Beziehung entstehen. Dabei zugleich Hoffnung zu behalten und auch vorsichtig zu vermitteln ist die große Herausforderung.

Begegnung mit manischen Menschen

Viele Jahre später begegnete mir eine ältere Dame mit nach Aktenlage schizoaffektiver Psychose. Ich hatte inzwischen eine Ambulanz gegründet, die sich auf die Nachsorge von psychoseerfahrenen Menschen, insbesondere von »widerspenstigen« Patienten, also von Menschen mit angeblich sogenannter »schlechter Compliance« (mangelnder Bereitschaft zur Mitarbeit), spezialisiert hat. Die Dame hatte viele Klinikaufenthalte hinter sich, die meisten auf richterliche Veranlassung hin und viele davon mit »disziplinarischer Entlassung«. Im Rahmen eines relativ vielfältigen Konzeptes – mit Einzelanbindung, festen Gruppen und offenem tagesstrukturierendem Angebot (im Sinne einer »Stundenklinik«) – entwickelten sich mit ihr verschiedene konflikthafte Situationen, die mir für Manien typisch erscheinen.

In akuten Phasen beanspruchte Frau P. die gesamte Aufmerksamkeit für sich. In Gruppen unterbrach sie jeden zweiten Satz, um etwas einzuwerfen. Sie gab Ratschläge, um die keiner gebeten hatte. Ihr Verhalten wirkte aggressiv und egozentrisch und hatte entsprechend heftige Reaktionen zur Folge. Ich war wütend und in Sorge um den Zusammenhalt der Gruppe. Aber Frau P. wurde nur umso massiver. Bis ich endlich begriff, dass auch sie sich sorgte: Sie zog alles an sich, und dennoch war zu spüren, dass sie »in Sorge um andere verging«. Egozentrische und altruistische Aspekte hatten sich untrennbar vermischt. Sie bekämpfte in anderen jene Fehler, die sie in ihrem langen Leben gemacht zu haben glaubte. Und erst nach einem langen Gruppenprozess mit massiven Belastungen und Zumutungen für alle Seiten konnte sie ansatzweise zwischen beiden Aspekten trennen. Als aber eines Tages ein neuer Patient, der mit dem Sprechen an der Reihe war, ärgerlich meinte, solange Frau P. allen ins Wort falle, könne er nicht reden, stand sie zur Überraschung aller auf und sagte ungewohnt freundlich, dann werde sie eben so lange rausgehen.

Sie hatte einen siebten Sinn für die kleinen Schwächen anderer. So konnte es passieren, dass sie mir im Vorbeigehen penetrant nahekam, um dann für alle deutlich hörbar abfällig zu murmeln: »Sie müffeln aber heute wieder besonders stark.« Je nach eigener Verfassung konnte ich sie souverän überhören oder musste sie zurechtweisen. Tat ich Letzteres, dann hatte Frau P. mit dem Lächeln einer Siegerin mit Sicherheit das letzte Wort. In ihrer Nonkonformität war sie unschlagbar. So weit aus der Rolle zu fallen, konnte ich mir nicht leisten. Und die Art, wie sie meine therapeutischen Interventionen auffangen, mir das Wort im Munde umdrehen konnte, erinnerte mich an die Geschichten von Till Eulenspiegel. In der Gruppe brachte Frau P. sogar das Kunststück fertig, gleichzeitig alle Rollen zu sprengen und sogar noch mit mir um meine zu konkurrieren. Die Aufmerksamkeit für mein eigenes Erleben kann den Zugang öffnen zu den verdeckten Gefühlen hinter Depression und Manie: Meine Ohnmachtsgefühle, meine aggressiven Impulse, plötzliche Müdigkeit und Leere – alle Affekte, die in der therapeutischen Beziehung auftreten, können Hinweise auf »Übertragungsmuster« geben. Offenheit für die eigenen Gefühle und Aufmerksamkeit für die eigene Stimmung sind also notwendige Voraussetzung für die therapeutische Beziehung.

KURZGEFASST Depressionen sind immer auch Ausdruck verinnerlichter Aggression. Übertriebene Fürsorge kann ins Leere laufen. Manchmal ist es eher möglich, über »Gegnerschaft« wieder zu eigenen Wünschen zu finden. Therapie kann heißen, offene Aggression und Unkonventionalität zu unterstützen. Manische Menschen stellen in manchmal provozierender Weise die Normen infrage, die sie selbst stark verinnerlicht haben. Insofern dient die Manie der Abwehr von Angst- und Schuldgefühlen. Die Abwechslung von Depressionen und Manien treibt die Ambivalenz auf die Spitze, die wir alle kennen, die Balance von Nähe und Distanz, von Bindung und Autonomie, von Macht und Ohnmacht. Therapie soll helfen, sich zwischen diesen Polen besser zu orientieren und zu finden.

Übersicht gewinnen

Manische und depressive Seiten in jedem von uns

Was bedeutet eine Depression?

Unter »Depression« wird ein Zustand der Niedergeschlagenheit verstanden. Man kann sich zu nichts aufraffen, fühlt sich leer und ausgebrannt. »Warme« Gefühle wie tiefe Traurigkeit (heiße Tränen) oder helle Freude sind nicht zugänglich. Das Selbstwertgefühl sinkt auf einen Nullpunkt. Man traut sich nichts mehr zu, hält sich und das eigene Leben für wertlos. Ermutigungen anderer erreichen einen nicht mehr, man hält sie für Hohn. Die Wahrnehmung der Umgebung wird immer enger: Der schlechten Meinung von sich selbst entsprechend, wird das negative Urteil der anderen vorausgesetzt, Äußerungen aus der Umgebung werden entsprechend uminterpretiert, unter Umständen sogar wahnhaft gedeutet. Der depressive Mensch befindet sich in einem negativen Strudel von Selbst- und (vermeintlicher) Fremdeinschätzung, in den die Umgebung leicht hineingezogen wird.

Jeder kennt diesen Zustand ansatzweise – als Reaktion auf ein trauriges Ereignis, einen Verlust, eine Absage oder Niederlage, die man persönlich nimmt, oder als Ausdruck einer tiefen Erschöpfung – gewissermaßen ein Vorgriff auf das Alter mit zunehmender Langsamkeit und Brüchigkeit. Den meisten von uns bleibt das Vertrauen, dass diese Zeit auch wieder vergehen wird. Zumindest bleibt uns die Gewissheit, dass wir schon bessere Zeiten erlebt haben. In einer tiefen Depression schwindet jegliches Zeitgefühl. Alle Zeiten reduzieren sich auf die unerträgliche Gegenwart und diese erscheint ewig. Man kann die Depression mit dem Totstellreflex eines Tieres vergleichen. Doch was beim Tier ausschließlich ein Schutzreflex ist, droht sich im menschlichen Gefühl zu verselbstständigen. Tief im Inneren an sich selbst zu zweifeln, das eigene Leben infrage stellen zu können, das ist dem Menschen vorbehalten. So gesehen sind Depressionen zutiefst menschlich.

Außerdem offenbart sich in Depressionen eine typisch menschliche Widersprüchlichkeit: Ein schwer depressiver Mensch fühlt sich unendlich allein, ist fern von allem Leben. Und doch ist eine Depression letztlich nur in Beziehung denkbar (Dörner u.a. 2016). Depressiv zu sein heißt, sich an den Maßstäben anderer zu orientieren und die eigenen verloren oder noch nicht gefunden zu haben. Bei aller scheinbar offensichtlichen Einsamkeit und Verlorenheit geht es dennoch um eine tiefe Abhängigkeit und Sehnsucht, um Fragen der Balance von Nähe und Distanz, von Angewiesensein und Autonomie.

Wenn eine Depression allein, also ohne »Gegenschwankung« vorkommt, dann heißt sie »unipolar«. Depression und Manie zusammen werden als »bipolare Störung« bezeichnet.

Was bedeutet eine Manie?

»Manie« meint einen unangemessen erscheinenden »Höhenflug«, eine grenzenlose Euphorie. Für eine begrenzte Zeit scheint alles zu gelingen. Man strotzt nur so vor Selbstvertrauen und Kraft. Jede Menge Ideen schießen durch den Kopf. Alle haben die gleiche Wichtigkeit, alle sind von grundlegender Bedeutung. Alle Bedenken sind wie weggeblasen. Und wenn andere sich noch trauen, Einwände zu erheben, so ernten sie nur ein mitleidiges Lächeln. Die Wahrnehmung der Umgebung erweitert sich. Die eigenen Möglichkeiten scheinen unbegrenzt. Ziele werden immer weiter gesteckt.

In Ansätzen kennt auch diesen Zustand jeder – nach einer durchgemachten Nacht, nach einer bestandenen Prüfung, zur Zeit einer beginnenden Liebe, vielleicht auch als Gegenreaktion auf längere Verzweiflung. Gewissermaßen greifen wir in der Manie auf die Erfahrung der Jugend zurück, als noch alles offen und nichts entschieden schien.

Normalerweise ist uns die Vergänglichkeit dieser Phase bewusst. Und wir können unterscheiden, dass wir uns zwar wie ein König fühlen, aber dennoch keiner sind. Wir fangen vermutlich nicht an, die Äußerungen anderer umzuinterpretieren, oder wir sind uns dessen bewusst. Jedenfalls erliegen wir nicht so leicht der Versuchung, Äußerungen anderer wahnhaft zu erfinden, nur um das eigene realitätsfremde Erleben aufrechtzuhalten.

Menschliche Vielfalt

Immer schon hat es Menschen gegeben, die zeit ihres Lebens mit beiden Füßen auf dem Teppich bleiben, und andere, die zu extremen Stimmungsschwankungen neigen. Und hoffentlich wird das auch immer so bleiben. Wir würden sonst alle rumlaufen wie die »Grauen Männer« in Michael Endes berühmten Kinderbuch *Momo*. Wir müssten auf zahlreiche Zeugnisse hervorragender Kunst verzichten. Etliche bedeutende Künstler – aus allen Sparten der Kultur – und etliche andere Personen des öffentlichen Lebens waren besonders sensibel, extrem dünnhäutig, zeitweilig verrückt oder auch anerkannt krank im Sinne einer kognitiven (schizophrenen) oder affektiven Psychose. Zur letzten Kategorie zählen, um nur einige Namen zu nennen, die Maler van Gogh und Goya, die Dichter Hölderlin, Balzac, Gogol und Strindberg, der Philosoph Rousseau, der Musiker Schumann, der Naturforscher Isaac Newton, die Politiker General Blücher, Winston Churchill und viele andere.

Etliche berühmte Psychiater messen dem Anderssein von depressiven, manischen oder schizophrenen Patienten inzwischen bei allem unzweifelhaften Leid auch eine grundsätzliche anthropologische Bedeutung zu:

»Dass der Mensch depressiv, manisch und schizophren sein kann, hängt mit seinem Menschsein zusammen. Wie notwendig es auch ist, bei schweren Formen dieser Störungen und Leiden den davon betroffenen Menschen zu helfen, so schlimm wäre es, könnte man die Neigung zu solchem Erleben völlig beseitigen. Der Mensch würde dadurch wahrscheinlich für ihn Konstitutives, sein Menschliches verlieren, denn Manie, Melancholie und Schizophrenie sind doch nur extreme Ausprägungen allgemeinmenschlicher Erfahrungen und Zustände. Hätte der Mensch nicht die Fähigkeit zur Melancholie, dann hätte er vielleicht auch keinerlei Empfindung bei dem Verlust eines ihm nahestehenden Menschen. Die Möglichkeit, sich schuldig zu fühlen, klein und unbedeutend gegenüber dem Leben in seiner Gesamtheit, gegenüber der Natur, gegenüber Gott, ginge verloren ... Der Mensch in der Manie lebt in der Gegenwart, er ist der Mensch der Praxis. Das Gefühl der Geborgenheit in dieser Welt, Humor und Hoffnung gäbe es vielleicht nicht ohne die Grundbefindlichkeit der Manie. Und gäbe es keine Schizophrenie, fehlte auch das ›Schizophrene im Gesunden‹, wie Manfred Bleuler (1964) jene allgemeinmenschliche Befindlichkeit nennt, welche auch das Erkranken an einer Psychose ermöglicht. Dann wäre der Mensch kein Forscher, kein Künstler, kein Philosoph, kein transzendentales und religiöses Wesen« (Navratil 1994, S. 100).

Verschiedene Zeiten und Kulturen

Es hat Zeiten gegeben, die gegenüber irrationalen Gefühlsäußerungen und paranormalen Phänomenen aufgeschlossener waren als die heutige. In der Romantik beispielsweise war es üblicher, sich in Schmerz zu verzehren oder in Verzweiflung zu entäußern, als zu Zeiten der Aufklärung mit ihrem Anspruch an rationale Beherrschung der Außen- und Innenwelt. Und es gibt auch heute noch andere Kulturen, in denen öffentliche Gefühlsrituale gezeigt werden, in denen es legitim ist oder sogar erwartet wird, den Schmerz über den Tod eines Angehörigen dramatisch zu äußern, zum Beispiel durch lautes Wehklagen, Schreien und Toben. Erwartet wird, dass dies dann irgendwann wieder aufhört. Aber auch wenn Besonderheiten überdauern, sind Gesellschaften in unterschiedlichem Maße bereit und in der Lage, trauernden, verzweifelten oder verrückten Menschen mehr oder minder tragende Rollen zuzuweisen (Wolf 1993).

Mit den letzten Überarbeitungen des internationalen Diagnoseschlüssels (DSM) wurde die erlaubte gesunde Trauer schrittweise reduziert von mindestens drei Monaten auf jetzt drei Wochen. Was eigentlich Hilfestellung bei »pathologischer« Trauer ermöglichen soll, könnte kulturell zum Bumerang werden: In Deutschland gibt es keine ausgeprägte Trauerkultur, eher die Tendenz, Trauer zu vermeiden – eine Quelle der Depression.

Einige postmoderne Philosophen, wie der in England lebende polnische Wissenschaftler Zygmunt Bauman, haben die Erwartung geäußert, dass mit dem Ende der Moderne unsere überhöhte Erwartung, menschliches Verhalten endgültig erklären zu können, erst einmal begraben werden muss und kann. Die sogenannte Postmoderne könnte wieder offener sein für Ambivalenzen und Widersprüche, und die Toleranz für seelische Schwankungen und Besonderheiten könnte wieder zunehmen. Die verschiedenen ökonomischen und geisteswissenschaftlichen Begründungen für diese denkbare Trendwende aufzuführen würde hier zu weit führen. An dieser Stelle mag stellvertretend ein Argument genügen: Wenn ohnehin nicht mehr die Arbeit aller gebraucht wird, spielt die sichere Einschätzung der Leistungsfähigkeit auch nicht mehr eine so große Rolle wie zu Zeiten der Industrialisierung, als man unter dem Druck des wachsenden Bedarfs an zuverlässigen Arbeitskräften die bis dahin global bezeichneten »Randständigen« zu sortieren begann und in diesem Zusammenhang die psychisch Kranken erfand (Dörner 1975).

Der Soziologe Hartmut Rosa analysiert in unserer Gesellschaft auf vielen Ebenen sehr treffend eine zunehmende Beschleunigung und einen Hang, sich alles verfügbar zu machen – auf Reisen, in Beziehungen, im Umgang mit der Natur –, und zwar auf Kosten des Erlebens im Moment und eines Sich-selbst-Spürens (Rosa 2019, 2020). Er analysiert einen gesellschaftlichen Mangel an »Resonanz« und sieht im verstärkten Bemühen um Resonanz den einzigen Ausweg. Seine Gedanken geben Anregungen für das Verständnis von Depressionen und Manien und zugleich für die Basis jeder (Psycho-)Therapie. Mangelnde Resonanz lässt uns emotional erstarren oder kann in Beschleunigung umschlagen. Sich wieder zu spüren und innehalten setzt ein Milieu voraus, das Respekt und Resonanz ermöglicht. Jeder psychiatrisch Tätige mag selbst urteilen, wie weit wir davon in der stationären oder ambulanten Arbeit entfernt sind.

KURZGEFASST Die Möglichkeit, depressiv oder manisch zu werden, ist in jedem Menschen angelegt. Der Übergang von »normalen« Empfindungen zu Depressionen und Manien ist fließend. Depressionen und Manien können das subjektive Wertempfinden und Selbstwertgefühl eines Menschen beeinträchtigen, nicht aber seinen Wert. Dünnhäutigkeit, Exzentrik und Bipolarität sind nicht an sich negative und unbedingt krankhafte Phänomene. Auch und gerade in extremen Ausdrucksformen kommt das Wesen des Menschen zum Ausdruck.

Professionelle Diagnostik bipolarer Störungen

Wie können sich Depressionen und Manien äußern? Welche unterschiedlichen Ausprägungen kann eine sogenannte bipolare Störung haben? Und welchen Stellenwert haben in diesem Zusammenhang (affektive) Psychosen, also Veränderungen der Realitätswahrnehmung und -verarbeitung? Die einzelnen Symptome können sehr verschieden ausgeprägt sein und alle können auch unabhängig von dieser Erkrankung vorkommen. Letztlich kann jedes einzelne Symptom eine sehr eigene Bedeutung und Geschichte haben. Insofern hat jede Depression und jede Manie bei genauer Betrachtung auch ihr ganz persönliches Gesicht.

Dennoch gibt es Gemeinsamkeiten. Etwas vereinfachend lässt sich sagen: In einer Depression können die Vitalkräfte eines Menschen, all seine seelischen Prozesse wie Fühlen und Denken und alle seine Interessen und Fähigkeiten, beeinträchtigt und verändert sein – bis hin zu elementaren körperlichen Vorgängen.

Umgekehrt können in einer Manie die gleichen Prozesse erheblich beschleunigt und damit sehr flüchtig erscheinen. Das

Tempo des ganzen Menschen ist erheblich gesteigert. Auch in diesem Fall können elementare Vorgänge wie Essen und Schlafen nahezu ausgeschaltet sein.

So unterschiedlich Depressionen und Manien erst einmal wirken, in ihrer psychischen Bedeutung erscheinen sie als zwei Seiten derselben Medaille.

Symptome einer Depression

Im Folgenden sind alle wesentlichen Symptome aufgeführt, die auf eine Depression hindeuten, einzeln, aber auch unabhängig davon auftreten können.

Niedergeschlagenheit:

- gedrückte Stimmung, Hoffnungslosigkeit
- Gefühl von Leere und Ausgebranntsein
- Freud-, Interesse-, Perspektivlosigkeit

Antriebsstörung:

- Lähmung des Willens und der Entscheidungskraft
- Verweigerung von Essen und Trinken
- Verweigerung oder Verlangsamung jeglicher Reaktion

Unruhe:

- motorische Unruhe, nicht abschalten können
- innere Unruhe, Reizbarkeit

Körperliche Beschwerden:

- Druck im Kopf, auf der Brust, im Herzen
- Völlegefühl im Bauch, Kloß im Hals
- körperliche Lähmung, bleierne Schwere der Glieder
- Appetitlosigkeit

Verminderung sexueller Bedürfnisse:

- bei leichter Depression: sexuelle Wünsche, aber reduzierte Aktivität
- bei schwerer Depression: vorübergehende Impotenz, Ausbleiben der Regel

Tagesschwankungen und Schlafstörungen:

- Morgentief
- Einschlaf- und Durchschlafstörungen

Denkhemmung, Grübeln, Zwangsgedanken:

- verlangsamtes Denken
- Gedankenkreisen, Selbstvorwürfe

Ängste und Befürchtungen:

- Sorgen um die Zukunft
- Zweifel an der Vergangenheit
- unspezifische Angst, Angstattacken

Störungen von Konzentration und Gedächtnis:

- bis hin zu depressiver Pseudodemenz

Störungen der Wahrnehmung:

- verändertes Zeitempfinden
- blassere Farben
- vermindertes Geschmacksempfinden

Wahngedanken, irreale Überzeugungen:

- bei schweren Depressionen: Wahninhalte meist im Zusammenhang mit Selbstzweifeln, Ängsten und körperlichen Beschwerden, etwa Schuld-, Krankheits- und Verarmungswahn

Symptome einer Manie

Im Folgenden sind alle wesentlichen Symptome aufgeführt, die auf eine Manie hindeuten, einzeln, aber auch ohne sie auftreten können.

Gehobene Stimmung:

- meist nicht wirklich fröhlich, eher abgehoben
- oft nicht lange ansteckend, eher gereizt
- oft nicht wirklich genussvoll erlebt

Gesteigerter Antrieb:

- Elan, viele Ideen, wenig Hemmung, Distanzlosigkeit
- Überschätzung der eigenen Möglichkeiten
- gesteigertes sexuelles Verlangen
- weniger Kontrolle des Alkoholkonsums
- unkontrollierte Geldausgaben

Innere Unruhe:

- ständige Bewegung
- kaum Ruhepausen

Schlafstörung:

- ähnlich wie bei Depressionen, aber subjektiv geringeres Schlafbedürfnis

Störung von Denken, Konzentration und Gedächtnis:

- ständig neue Einfälle
- eher assoziatives als logisches Denken
- eher flüchtiges als zielgerichtetes Denken

Wahn, irreale Überzeugungen:

- Selbstüberschätzung wird zur Gewissheit, Größenwahn
- Zweifel anderer werden mit wahnhaftem Misstrauen beantwortet

(Luderer 1994, S. 25)

Wesentliche Fragen zur Selbsteinschätzung

Die Symptome einer Depression beziehen sich vor allem auf das innere Erleben und weniger auf äußerlich beobachtbares Verhalten. Gleichzeitig sind alle Auskünfte emotional eingefärbt. Auskünfte über das innere Erleben zu bekommen setzt eine Beziehung voraus. Wer aber in einer Depression versunken ist, vermeidet erst einmal, eine Beziehung herzustellen. Ein Gespräch scheitert manchmal schon daran, dass die Konzentration nicht ausreicht.

Weil also die Fremdeinschätzung einer Depression letztlich nur über die Selbsteinschätzung möglich ist, diese aber unter erschwerten Bedingungen erfolgt, haben sich verschiedene Forscher bemüht, sie vorzustrukturieren. Volker Faust (1995) hat zehn zentrale Fragen zusammengestellt, die geeignet sind, für sich oder für andere einen ersten Überblick über das Ausmaß einer Depression zu gewinnen:

- Können Sie sich noch freuen? (Verstimmung)
- Fällt es Ihnen schwer, Entscheidungen zu treffen? (Entschlusslosigkeit)
- Haben Sie noch Interesse an früheren Hobbys? (Antriebsarmut)
- Neigen Sie in letzter Zeit vermehrt zum Grübeln? (depressive Denkinhalte)
- Plagt Sie das Gefühl, Ihr Leben sei sinnlos geworden? (Suizidgedanken)
- Fühlen Sie sich müde und schwunglos? (Vitalitätsverlust)
- Wie steht es mit Ihrem Schlaf? (Schlafstörungen)
- Spüren Sie Schmerzen, einen Druck auf der Brust oder andere körperliche Beschwerden? (somatische Symptome)
- Haben Sie weniger Appetit, an Gewicht verloren? (Appetitverlust)

- Hat sich Ihre Sexualität, Ihr Lustempfinden verändert? (Nachlassen von Libido und Potenz)

Nicht nur die Bandbreite der möglichen Schwierigkeiten ist wichtig, sondern auch ihre zeitliche Entwicklung und die möglichen Zusammenhänge sind es:

- Gab es früher auch schon Stimmungsschwankungen, und wie sind Sie damals damit umgegangen?
- Wie schätzen Sie Ihre Stimmung und Ihren Antrieb im Vergleich zu früheren Zeiten ein?
- Kam die Depression plötzlich?
- Gibt es einen Zusammenhang mit belastenden Lebensereignissen?
- Gibt es aus äußeren Gründen einen veränderten Tag-Nacht-Rhythmus?
- Bekämpfen Sie die Depression mit Suchtmitteln?
- Wie verstehen Sie die Stimmungsveränderung?

Körpersprache

Depressionen äußern sich häufig in der Veränderung von Körperfunktionen. Insofern kann man sie auch als psychosomatische Erkrankung betrachten. Körperliche Missempfindungen können sogar völlig im Vordergrund stehen und das subjektive Empfinden beherrschen. Auch in manischen Ausnahmezuständen spielt das Körperempfinden eine große Rolle – mit dem Unterschied, dass die Körperkraft zunächst einmal unerschöpflich erscheint, bis dann die unausweichliche Erschöpfung meist die Depression ankündigt. Bei beiden Ausprägungen kann es zu massiven Schlafstörungen kommen, die subjektiv aber unterschiedlich empfunden und bewertet werden: In Depressionen können massive Schlafstörungen Suizidgedanken fördern; der Tod wird herbeigesehnt, um endlich wieder Ruhe zu haben. In Manien hingegen wird der Schlaf eher als lästige Unterbrechung subjektiv wichtigerer Aktivitäten empfunden und insofern kaum vermisst.

Im Folgenden werden weitere Symptome aufgeführt, die an der Körpersprache der Depression beteiligt sein können (Halama 1991):

- Kopfschmerzen, Gesichtsschmerzen, Schmerzen im Nacken- und Schulterbereich, Schmerzen in Armen und Beinen, Rückenschmerzen;
- Verspannungen in nahezu allen Muskeln, Kribbeln, Ziehen und Stechen im ganzen Körper, Unruhe in den Beinen;
- Gangunsicherheit, Schwindel, »weiche Knie«, Neigung zu Ohnmacht;
- Herzdruck, Herzschmerzen, schneller Puls;
- kalte Hände und Beine, Kälteschauer, inneres und äußeres Zittern, Hitzegefühl, Hitzewallungen, erhöhter oder erniedrigter Blutdruck;
- Augenflimmern, Druck hinter den Augen, Lichtempfindlichkeit, Doppeltsehen;
- schwere Atmung, Druckgefühl auf der Brust, schnelles oder unregelmäßiges Atmen, Kloßgefühl im Hals;
- Klingeln, Pfeifen oder Rauschen im Ohr;
- Übelkeit, Völlegefühl, Aufstoßen, Brechreiz, Magendruck, Durchfall oder Verstopfung, Gewichtsabnahme, wenig Appetit oder Heißhunger und »Fressanfälle«;
- sexuelle Unlust.

Auch wenn sich Depressionen nur im Körpergeschehen abbilden – oft als Vorläufer oder als »Außenseite« einer noch nicht gefühlten Änderung in der Gestimmtheit –, dann spricht das bei näherer Betrachtung eher für ein ganzheitliches Verstehen und Behandeln von Depression und Manie als dagegen.

Alte Klassifikation

Die Begriffe »Depression« und »Manie« wurden und werden höchst unterschiedlich gebraucht. Umgangs- und Wissenschaftssprache stimmen keineswegs immer überein. Aber auch die verschiedenen therapeutischen Berufe und Schulen haben im Laufe der Zeit unterschiedliche Begriffe für diese Erkrankungen gebraucht. Inzwischen werden Diagnosen aufgrund internationaler Übereinkünfte gestellt. Die ersten Klassifikationen unterschieden Krankheiten noch vor allem nach vermeintlichen Ursachen: Eine leichte Depression wurde als »neurotisch«, eine schwere als »endogen« bezeichnet. Verschiedene mehr oder weniger kurzlebige Ideologien flossen mit ein. Heute weiß man, dass keine psychische Veränderung oder Krankheit nur eine Ursache hat. Immer ist der ganze Mensch mit seiner Biografie beteiligt, mit seiner mehr oder weniger verletzbaren Seele, mit seiner mehr oder weniger stabilen körperlichen Verfassung und seinem mehr oder weniger dichten, aktiven und umfangreichen sozialen Netz. All dies wirkt in einem kulturellen Kontext wechselseitig aufeinander. Und dieses komplexe System an Wechselwirkungen wiederum hat eine Geschichte mit prägenden Erfahrungen und rückwirkenden Hoffnungen. Das subjektive Erleben eines Menschen, die Art, wie er bestimmte Ereignisse bewertet, wie er sich und andere sieht, das alles hat – darin ist sich die moderne Wissenschaft zunehmend einig – eine absolute Schlüsselfunktion bei der Bewertung von allen sich vorbahnenden, auslösenden und begleitenden Faktoren einer jeden Erkrankung. Bei affektiven Störungen wie der Manie und Depression gilt das besonders.

Um der erkannten Komplexität des Geschehens besser zu entsprechen, hat man angefangen, psychische Krankheiten überhaupt und eben auch Depressionen und Manien statt nach vermeintlichen Ursachen nach ihrem Schweregrad zu unterscheiden. Das ist sehr zu begrüßen, weil nun nicht mehr falsche monokausale Theorien den Blick auf den konkreten Menschen verstellen. Allerdings kann diese eher an der Erscheinung orientierte, also »phänomenologische« Art der Betrachtung auch armselig werden, wenn der Behandler nun auf Einfühlen und Verstehen ganz verzichten zu können glaubt und sich nur noch auf die Festlegung einer mehr oder weniger hohen Medikation beschränkt.

Da die alten Begriffe nicht von heute auf morgen verschwinden werden und manche sich auch in veränderter Bedeutung wiederfinden, möchte ich sie hier auflisten, bevor ich dann zur aktuell gültigen Klassifikation komme.

Überholte Unterscheidung nach vermeintlichen Ursachen: Lange Zeit unterschied man psychische Krankheiten nach ihrer vermeintlichen Ursache. Man sprach von »neurotischen«, »reaktiven«, »exogenen« und »endogenen« Depressionen und Manien:

Als *neurotische Depression* wurden Verstimmungen bezeichnet, deren Wurzeln sich bis in die Kindheit zurückverfolgen lassen. Die belastenden Ereignisse – zum Beispiel früher Verlust eines Elternteils – sind meist in ihren aktuellen Auswirkungen nicht mehr bewusst. Das biografische Aufarbeiten und Verstehen all dieser Zusammenhänge kann häufig neue Entscheidungsmöglichkeiten eröffnen. Heute wird neutraler von »depressiver Störung« oder von »wiederkehrender depressiver Störung« gesprochen.

Als *exogen* galten psychische Veränderungen bzw. Krankheiten, die durch einen bestimmten stofflichen Missbrauch (Alkohol oder Drogen), durch eine Vergiftung oder eine schwere körperliche Krankheit hervorgerufen werden. Heute wird in diesem Fall eher die Bezeichnung »symptomatische« oder »organische Depression« gewählt.

Veränderungen bzw. Krankheiten, deren Ursache man nicht eindeutig feststellen konnte, bezeichnete man als *endogen*. Wörtlich übersetzt bedeutet diese Formulierung etwa »aus dem Inneren kommend«. Im Inneren spiegeln sich psychische, körperliche und soziale Prozesse. Fälschlicherweise aber wurde und wird »endogen« häufig gleichgesetzt mit »vererbt« oder »somatisch (körperlich) bedingt«. Sicher auch wegen dieser Missverständnisse ist diese Bezeichnung in den neueren diagnostischen Manualen aufgegeben worden. Je nach Tiefe der Störung wird heute von »mittel- und schwergradiger Depression« gesprochen.

Als *reaktiv* gelten psychische Veränderungen bzw. Krankheiten, die eindeutig auf ein bestimmtes Ereignis folgen: einen Trauerfall, einen schweren Verlust oder eine starke Belastung. Diese Bezeichnung hat sich auch in der aktuellen Terminologie gehalten. Gewissermaßen kann man hierzu auch die »Erschöpfungsdepression« nach einer schweren Krankheit zählen.

Inzwischen ist klar, dass ausgeprägte Depressionen und Manien fast immer eine Mischung darstellen aus biografisch und situativ geprägten, gelernten und übertragenen Handlungsanteilen. Psychische, soziale und somatische Aspekte können jeweils eine beträchtliche Eigendynamik und eine komplexe Wechselwirkung entfalten. Trotz der manchmal massiven und nachhaltigen Beeinträchtigung bleibt die Frage wichtig: An welchen Stellen sind welche Symptome auch Ausdruck aktueller Konflikte und Entbehrungen und in diesem Kontext auch Bewältigungsstrategien, zum Beispiel um sich vor unaushaltbaren (oder so erscheinenden) Gefühlen zu schützen oder vor (noch) nicht möglichen Entscheidungen zu fliehen.

Aktuelle Klassifikation

Die Klassifikation manisch-depressiver Störungen hat sich in den letzten Jahren mehrfach verändert. Die neuen international gültigen Diagnosesysteme für psychische Störungen wie DSM-5 (= Diagnostisches und Statistisches Manual Psychischer Störungen) oder ICD-10 (= Internationale Klassifikation psychischer Störungen) unterscheiden nicht mehr nach Ursachen, sondern nach Art und Ausmaß der Störung. Danach gibt es *Depressionen,* die sich im Wesentlichen auf einzelne Symptome beschränken, sich also in relativ eng umgrenzten Erscheinungen äußern. Erscheint eine Depression wesensverändernd und bleibt dieses Bild über einen längeren Zeitraum bestehen, dann ist in den psychiatrischen Diagnosesystemen von einer *»Major Depression«* die Rede, eine aus dem Englischen übernommene Bezeichnung für eine Depression »größeren« Ausmaßes.

In solchen Zusammenhängen kann es zu Veränderungen der Realitätswahrnehmung und -verarbeitung kommen. Beschränken sich diese »psychotischen Reaktionen« auf die depressiven oder manischen Phasen, bleibt es bei der Diagnose »Bipolare Störung«. Sind sie zeitlich unabhängig von den Phasen, kann man auch von einer »schizoaffektiven Psychose« sprechen. Sie können auch bei anderen Erkrankungen (Borderline, Sucht, Demenz) oder eigenständig (kognitive oder schizophrene Psychose, psychotische Reaktion) vorkommen.

Ähnliches gilt für Manien. Hier wird in der Regel unterschieden zwischen »Manien« und »maniformen« oder »hypomanischen« Zuständen.

Als *Manie* bezeichnet man eine anhaltende Veränderung der Emotionalität und des Antriebs, die eine deutlich veränderte Selbsteinschätzung und eine deutlich veränderte Wahrnehmung der Realität beinhalten.

Als *maniform* oder *hypomanisch* bezeichnet man Zustände, die in dieselbe Richtung weisen, aber nicht so tief gehen. Die Situation ist noch nicht so eingefahren, die Veränderung ist noch brüchig und erscheint nicht dauerhaft. Eine gewisse Selbst- oder Fremdkontrolle scheint noch möglich.

In der ICD-11 wird noch stärker als bisher zwischen Bipolar-I- und Bipolar-II-Störung unterschieden: In beiden Fällen gibt es im Verlauf mindestens eine Depression und mindstens eine Manie – im ersten Fall stärker ausgeprägt, im zweiten schwächer.

Die Übergänge zwischen den verschiedenen depressiven oder manischen Zuständen sind fließend – mit vor allem sehr unterschiedlich langen ausgeglichenen Zeiten, die oft auch mehrere Jahre ausmachen können. Letztlich gibt es also keine klar abgrenzbaren Krankheiten, die man »hat« oder »nicht hat«, sondern nur verschieden ausgeprägte Zustände, wie man »ist«. Dennoch werden, um der wissenschaftlichen Kommunikation willen, verschiedene Krankheitsbilder unterschieden. Depressionen und Manien können, wie gesagt, allein oder abwechselnd auftreten, je nachdem wird von einer »unipolaren« oder »bipolaren« Störung gesprochen. Dies absolut zu trennen, erscheint mir wenig sinnvoll: Letztlich steckt in jeder Depression das Potenzial zu einer Flucht nach vorn – in die Manie. Welche Persönlichkeitsvariablen oder situativen Bedingungen dazu beitragen, ist bisher kaum bekannt.

Nach der aktuellen Terminologie gibt es folgende Depressionen (ähnlich bei Finzen & Hoffmann-Richter 2014):

»Reaktive Depression«, »Anpassungsstörung« (früher ähnlich genannt): bezeichnet eine Depression, die auf ein vorangegangenes Ereignis, einen Trauerfall, eine Trennung, einen schweren Verlust oder auch eine schwere Erkrankung folgt. Sie ist als Rückzugs- und Schutzmechanismus unmittelbar verständlich und kann häufig im gewohnten sozialen Umfeld aufgefangen werden. Bei ungenügender Erholung kann sich aus der »reaktiven Depression« auch eine »Erschöpfungsdepression« entwickeln. Professionelle Hilfe beschränkt sich in der Regel auf ein psychotherapeutisches Angebot zur Konfliktbearbeitung. Spezifische Medikamente spielen hier keine Rolle. Asmus Finzen und Ulrike Hoffmann-Richter (2014, S. 97) empfehlen als einzige Ausnahme in Krisen eine geringe Dosis an Tranquilizern zur Unterstützung des Schlafs.

»Depressive Störung« (früher »neurotische Depression«): bezeichnet eine Depression geringeren oder mittleren Ausmaßes, die als symbolischer Ausdruck eines länger hingezogenen seelischen Konflikts im Unterschied zur reaktiven Depression keinen klar zuzuordnenden Auslöser hat. Sie kann bis zur Bewältigung des Konflikts »wiederkehrend« oder »anhaltend« erscheinen sowie sich mit konfliktunabhängigen depressiven Persönlichkeitszügen mischen. Psychotherapeutische Hilfe ist möglich, aber nicht immer nötig. Die Empfehlungen bezüglich spezifischer antidepressiver Medikation sind uneinheitlich (siehe weiter unten).

»Mittel- bis schwergradige depressive Störung« (früher »endogene Depression«): bezeichnet eine ernste Depression, die ähnlich wie eine schizophrene Psychose ein- bis mehrmals mit Phasen zwischen wenigen Wochen bis zu mehr als einem Jahr auftreten kann. Die Vitalität des Menschen ist deutlicher beeinträchtigt und die phasenhafte Entwicklung ist stärker ausgeprägt als bei den anderen Depressionen. Einzelne depressive Episoden können mit und ohne somatische Symptome sowie mit und ohne psychotische Symptome (Wahngedanken und Halluzinationen) vorkommen. Die Ausführungen in diesem Buch beziehen sich vor allem auf diese Diagnosegruppe. Möglichkeiten und Probleme der medikamentösen Behandlung werden vor allem im letzten Kapitel diskutiert.

»Depressionen bei schizophrenen (kognitiven) Psychosen«: Wahrnehmung und Denken sowie Stimmung und Antrieb hängen eng zusammen. Insofern macht die absolute Trennung von kognitiven (schizophrenen) und affektiven Psychosen wenig Sinn. Schwere Depressionen und Manien können zu psychotischen Störungen der Realitätswahrnehmung führen. Umgekehrt kann es im Verlauf von schizophrenen Psychosen sowohl zu depressiven Verstimmungen als auch zu manischen Fluchtreaktionen kommen. Was dann als »depressive Nachschwankung« erscheint, kann ähnlich wie die sogenannte Negativsymptomatik subjektiv viele Bedeutungen haben und Ausdruck sein von Erschrecken und Enttäuschung, von (Selbst-)Stigmatisierung und sozialen Ängsten. Dies kann zusammenhängen mit sozialen Reaktionen bzw. Folgen und mit einer falschen Behandlung.

Als weitere Depression wird die *Depression bei älteren Menschen* erwähnt. Sie ist vermutlich vor allem Ausdruck eines psychosozialen Prozesses, schwindender physischer Kräfte und zunehmender Vereinsamung. Entsprechend steht die Notwendigkeit stützender psychosozialer Maßnahmen im Vordergrund. Manchmal kann es aber auch zu Wechselwirkungen und in diesem Zusammenhang zu Fehleinschätzungen von Demenz und Depression kommen. Zusätzlich abgegrenzt wird auch die *symptomatische bzw. organische Depression,* die in unmittelbarem Zusammenhang mit einer schweren körperlichen Erkrankung, zum Beispiel nach einem Infekt, auftreten kann. Die Behandlung der Grunderkrankung steht im Vordergrund.

Manien können allein oder im Wechsel mit depressiven Phasen auftreten. Psychopathologisch haben beide Phasen mehr Ähnlichkeit, als man auf den ersten Blick glauben mag. Sie sind Ausdruck vergleichbarer »Verletzungen«, denn hinter ihnen sind häufig eine ähnliche Verzweiflung und eine ähnliche Abtrennung von Gefühlen zu spüren. Die manische Symptomatik kann in einzelnen Phasen und im Gesamtverlauf unterschiedlich stark ausgeprägt sein und unterschiedlich lange andauern. In unserem Kulturkreis dauern manische Phasen kürzer und sind seltener als depressive Episoden. Zudem gibt es deutlich mehr Menschen, die nur depressiv, als auch solche, die nur manisch werden. Art und Zeitpunkt der Behandlung hängen stark von der »Einsicht« des Einzelnen und der Toleranz seiner Umgebung ab. Bei geringerer Ausprägung einer Manie wird von einem »hypomanischen Zustand« oder von einer »maniformen Störung« gesprochen.

Depressionen und Manien haben trotz oberflächlicher Unterschiede in der Regel eine ähnliche Entstehungsgeschichte und einen ähnlichen Charakter, deshalb möchte ich beide Erscheinungsformen in diesem Buch so weit wie möglich gemeinsam behandeln. In diesem Sinne geht es hier also vor allem um affektive Psychosen und dabei insbesondere um bipolare Störungen.

Vor einiger Zeit war auch der Begriff »Melancholie« psychiatrisch besetzt, manchmal gleichbedeutend mit »Depression«, manchmal gegensätzlich. Ich verstehe unter Melancholie eine Lebenshaltung und keinen aktuellen Zustand. Er beinhaltet für mich eher »süße« Schwere und warme Traurigkeit, weniger kalte, ohnmächtige und schwarze Leere.

Diagnose als Kränkung

Diagnosen sind Konstruktionen, also begriffliche Annahmen, sie begründen keine neue Seinswirklichkeit. Sie sollen eine Arbeitshilfe sein und der Verständigung der Fachleute untereinander dienen. Tatsächlich werden sie aber häufig benutzt, als würden sie nicht nur der Benennung, sondern auch der Erklärung eines bestimmten Handelns oder Fühlens dienen. Wie beschrieben, rücken die aktuellen Klassifikationen von eindeutigen kausalen Zusammenhängen ab, dennoch nähren sie das Vorurteil, dass die medizinische Sprache auch auf eine medizinische = somatische Ursache schließen lässt. In der psychiatrischen Praxis werden bestimmte Diagnosen noch wie »therapeutische Todesurteile« verwendet oder so empfunden. Lange Zeit bedeutete die Diagnose »Endogene Depression« einen Ausschluss von (psychotherapeutischen) Gesprächen und eine ausschließlich »biologische« Behandlung. Diese Praxis wirkt immer noch nach. Vor diesem Hintergrund können Diagnosen die Beziehung zwischen Patient und Therapeut erheblich belasten und die Verständigung zwischen den »Experten durch Ausbildung« und den »Experten durch Erfahrung« beträchtlich erschweren.

Insofern ist es wichtig, sich im Bemühen um Verständigung mit Betroffenen und Angehörigen nicht hinter Fachbegriffen zu verstecken. Die allgemeine und erst recht die poetische Sprache erlauben ohnehin eine sehr viel genauere Differenzierung. Und mit einer genauen und erlebnisnahen Sprache ist dann auch die ohnehin künstliche Grenze zwischen Gesundheit und Krankheit bzw. zwischen Diagnose und Therapie leichter zu überschreiten.

Nehmen wir an: Eine Mutter fragt den Arzt, warum ihr Sohn so depressiv ist oder warum er sich so psychotisch verhält. Der Arzt antwortet: Ihr Sohn hat eine Depression. Oder: Ihr Sohn leidet unter einer affektiven Psychose. Die Mutter ist entweder beruhigt, weil »die Sache nun einen Namen hat«. Oder sie ist erschrocken, weil die Erklärung zum Wort »Psychose« in ihrem Lexikon einen so negativen Beigeschmack hat. Erfahren hat sie eigentlich gar nichts. Der Arzt hat sich auf seine Weise aus der Affäre gezogen. Erklärt hat er nichts und verstanden wahrscheinlich auch nicht.

Diagnosen besitzen aus sich heraus keinen eigenen Erklärungswert. Eine Benennung ist keine Erklärung. Die Frage »Warum verhält sich Patient XY so manisch?« ist mit dem Satz »Er hat doch eine Manie!« eben nicht beantwortet. Germanisten würden eine solche Erklärung »tautologisch«, nichts sagend, nennen.

Die verschiedenen Begriffe für affektive Störungen sagen nichts über ihre Entstehungsgeschichte und auch nichts über ihren Sinn und ihre biografische Bedeutung aus. Jede affektive Störung hat unabhängig von der Diagnose zugleich sehr unterschiedliche Facetten: Jede Depression kann das Zeichen einer Erschöpfung und der Ausdruck einer tiefen Entmutigung sein. Sie kann zugleich im Sinne eines Hospitalismus die Aufgabe eigener Verantwortung an die Institution signalisieren, in diesem Sinn also auch eine Reaktion auf mögliche Behandlungsfehler darstellen. Und sie kann eine notwendige und sinnvolle Phase der Regression einläuten.

Ebenso kann ein manisches Verhalten gleichzeitig eine langfristige Selbstwertproblematik signalisieren, durch eine massive körperliche Erschöpfung angetrieben werden, eine situative Flucht nach vorn bedeuten oder ein momentaner Ausdruck eines massiven Protestes gegen die Behandlung sein.

Diagnosen bringen noch ein weiteres Risiko mit sich: Sie verführen dazu, ihre »Erklärungsmacht« auszuweiten. Wir laufen Gefahr, auch persönliche Eigenschaften oder Verhaltensweisen mit der Diagnose in Verbindung zu bringen und mit ihr zu erklären, die nichts damit zu tun haben oder viel wesentlicher von anderen Faktoren beeinflusst werden.

Alle diese Aspekte verdeutlichen, dass Diagnosen immer auch kränkend wirken können. In der therapeutischen Beziehung sollten psychiatrische Begriffe eine untergeordnete Rolle spielen. Wesentlich wichtiger kann es sein, sich über die Konsequenzen eines bestimmten Menschenbildes zu verständigen.

KURZGEFASST Diagnosen sind Hilfskonstruktionen zur Verständigung von Psychiatrie-Mitarbeitern und Wissenschaftlern. Die konkrete Wirklichkeit eines Menschen ist mit Diagnosen allein nicht zum Ausdruck zu bringen. Jede Depression oder Manie ist anders. Diagnosen sagen nichts über Ursachen aus! Die Fachsprache unterscheidet bei den affektiven Störungen zwischen solchen, die nur in eine Richtung (unipolare Depression) oder in beide Richtungen (bipolare Störung) gehen. Man könnte auch annehmen, dass Menschen mit unipolaren Depressionen die Flucht nach vorne noch nicht entdeckt haben. In den akuten Phasen kann es auch zu Störungen der Realitätswahrnehmung und -verarbeitung kommen, ohne dass deshalb eine andere Diagnose gerechtfertigt ist. Geschieht dies ohne Stimmungsschwankungen, spricht man von kognitiven oder schizophrenen Psychosen, geschieht dies neben oder zeitlich unabhängig von Stimmungsschwankungen, dann spricht man von »schizoaffektiven Psychosen«. Der Übergang ist fließend, denn kognitive und affektive Prozesse verlaufen nicht wirklich unabhängig voneinander.

Immer anders, als man denkt: Häufigkeit und Verlauf

Wie häufig sind Depressionen und Manien?

Depressionen sind im Vergleich zu anderen psychischen Erkrankungen relativ häufig, ihre Ausprägung aber sehr unterschiedlich. Schon das erklärt ein wenig, warum die genauen Zahlenangaben schwanken. Je nach Untersuchung werden 10 – 20 Prozent der Bevölkerung in ihrem Leben in irgendeiner Form depressiv. Doch nur etwa 1 Prozent kommt wegen einer schweren Depression in ein psychiatrisches Krankenhaus (Kipp u.a. 2012). Bei früheren

Depression	Gemeinsame Themen	Manie
Seelenfinsternis · Gläserner Sarg (sichtbar, aber getrennt)	Bilder	Feuerwerk · Zirkuskuppel (einsam, trotz Kontakt zu allen)
Niedergeschlagenheit, Verzweiflung, Gefühle, wie tot zu sein	Stimmung Emotionen	Euphorie, Gereiztheit, tausend Gefühle, wenig Tiefe
Sozialer Rückzug, Isolation	Kontakte	Beliebigkeit, Austauschbarkeit
Totstellreflex	Leere	Flucht nach vorne
Entscheidungsunfähigkeit	Entscheidung	Unterscheidungsunfähigkeit
Kaum Antrieb, Intention	Energie	Umtriebigkeit, wenig Richtung
Vernichtende Selbstkritik, Selbstentwertung	Selbstbild	Selbstüberschätzung, Überhöhung
Nach innen gerichtet, Verkehrung von Kritik gegen sich selbst	Aggression	Nach außen gerichtet, oft treffsichere Kritik von Missständen
Schlaflosigkeit oder übermäßiger bleierner Schlaf	Schlaf	Kaum Schlaf, aber auch kein Schlafbedürfnis (»Besseres« tun wollen)
Nähe kaum auszuhalten	Nähe	Distanzlosigkeit, Abwehr von Nähe
Vorgriff auf das Altwerden	Alter	Rückgriff auf die Jugend, spätes Ausleben von Pubertät
»Beziehungsprüfung«: Selektion	Beziehung	»Pater-noster-Prinzip«, Auf und Ab der Partner ohne Gleichstand
Verarmungswahn	Wahn	Größenwahn
Sehr eingeschränkt, lähmend	Vitalität	Sehr ausgelebt, erschöpfend
Überanpassung, keine eigenen Maßstäbe, erschlagen von den Erwartungen anderer	Normen	Konventionen sprengen, aber nur scheinbare Befreiung, von Krankheit eingeholt
Ausdruck von tiefer Erschöpfung (auch nach der Manie)	Dynamik	Ausdruck einer verzweifelten Flucht (auch vor Depression)

Abbildung 1: **Phänomenologische Übersicht beider Phasen**

(Bock & Koesler 2005, S. 104)

Untersuchungen wurde die Häufigkeit vermutlich unterschätzt, bei manchen neueren wird sie eher überschätzt. Nach Angaben der Weltgesundheitsorganisation (WHO 2017) leiden mehr als 300 Millionen Menschen, an einer Form der Depression. Die Häufigkeit von Depessionen wird auf ca. 12 Prozent geschätzt (Wittchen u.a. 2010). Eine Differenzierung nach Schweregrad ist nötig und zugleich schwierig. Depressive Symptome oder eine vorübergehende depressive Stimmungslage haben in einer Zwölf-Monats-Querschnittsprävalenz bis zu 26 Prozent, die strikten Kriterien einer depressiven Episode erfüllen aber nur 8 Prozent (Wittchen & Jacobi 2006). Berücksichtigt man, dass die Fähigkeit der Seele auf Durchzug zu stellen oder einen vorübergehenden Totstellreflex zu entwickeln, zunächst mal ein notwendiger Schutzmechanismus sein kann, dann gilt das für nahezu alle Menschen, die schwere Verlusterlebnisse gemacht haben.

Bei ca. 4–7 Prozent aller Depressionen entwickeln sich im weiteren Verlauf bipolare Störungen (Wittchen u.a. 2000). Das entspricht dann etwa 1 Prozent der Bevölkerung.

Frauen sind vor allem bei den leichteren Depressionen noch stärker vertreten; doch die Männer holen auf oder trauen sich inzwischen auch mehr, sich zu einer Depression zu bekennen. Der Begriff Burn-out hat für manch einen Brückenfunktion. Bei den sogenannten bipolaren Störungen mit depressiven und manischen Episoden ist der geschlechtsspezifische Unterschied nach Häufigkeit nahezu aufgehoben.

Bei all diesen Zahlen ist eine grundsätzliche Schwierigkeit aller epidemiologischen Untersuchungen zu bedenken: Erfasst wird nicht, wer depressiv oder manisch ist, sondern wer so diagnostiziert wird oder sich selbst entsprechend bezeichnet. In diesen

Prozess aber gehen verschiedene soziokulturelle Zuschreibungen und zahlreiche Vorurteile mit ein. Die Bereitschaft, sich selbst als depressiv zu verstehen, hängt nicht nur von der Stärke der Symptome, sondern auch von der Möglichkeit zur Kompensation und damit von den konkreten Lebensbedingungen ab.

Bei leichten Depressionen gibt es gute Gründe, dahinter auch eine Bewältigungsstrategie und einen Schutzmechanismus zu vermuten. Nahezu alle Menschen kennen Phasen, in denen sie z.B. nach Verlusterfahrungen die Trauer nicht fühlen können und erst Zeit brauchen, um wieder zu sich und dem eigenen Gefühl zu finden – z.B. durch Tagebuchschreiben, Gespräche mit Freunden oder Natur-Erleben. Eine gewisse Toleranz vorausgesetzt, ist hier der Krankheitsbegriff unnötig. Antidepressiva wirken ohnehin nicht, obwohl sie oft trotzdem verschrieben werden; Gespräche mit Therapeutinnen und Therapeuten sind oft ersetzbar durch Gespräche mit Freunden oder anderen vertrauten Personen.

Dauer und Verlauf

Wie lange dauern Depressionen und Manien? Gibt es einen typischen Verlauf? Auch hier lautet die erste Antwort: Es gibt so viele Verläufe wie Menschen, die daran erkranken. Dennoch lassen sich einige Erfahrungen verallgemeinern. Von den etwa 800 000 Menschen, die in Deutschland im engeren Sinne depressiv oder manisch werden, kennen etwa sechs von zehn ausschließlich Depressionen, höchstens einer von zehn nur Manien und etwa drei von zehn beide Phasen. Depressionen sind nicht nur häufiger, sondern dauern in der Regel auch länger, und zwar sowohl wenn sie behandelt als auch wenn sie nicht behandelt werden.

Der Verlauf der affektiven Psychosen – als Oberbegriff für schwere Depressionen und Manien – wird insgesamt als günstiger eingeschätzt als bei schizophrenen Psychosen. Zwar müssen insgesamt etwa 80 Prozent der Betroffenen mit mehr als einer Phase rechnen, doch lässt sich die Wahrscheinlichkeit, wieder zu erkranken, durch Behandlung und Prophylaxe auf etwa 30 Prozent senken. Die Erfolgsrate durch Behandlung schließt allerdings die Rate der sogenannten Spontanheilungen mit ein, d. h.: Wenn jemand gesund wird, ist der Anteil der äußeren Behandlung und der inneren, »eigenen« Entwicklung ohnehin nie zu klären. Auch bei einem langfristigen Verlauf gibt es Spontanheilungen. Verschiedene wissenschaftliche Studien belegen außerdem, dass die Medikamentenwirkung zu 25 bis 40 Prozent auch als »Placeboeffekt« erklärbar ist, d. h., sie kommt auch durch Medikamente ohne Wirkstoff zustande, ist also einer psychologischen Wirkkomponente zuzuschreiben.

Auch bei einem langfristigen Verlauf macht die durch die Krankheit geprägte Lebenszeit nur rund 10 Prozent aus.

Die einzelnen Phasen können plötzlich beginnen, sich aber auch langsam einschleichen. Ein Mensch kann sich also vom einen auf den anderen Tag verändern oder über einen langen Zeitraum »subdepressiv« oder »hypomanisch« erscheinen. Depressive und manische Phasen können sich direkt abwechseln, d. h., ein Mensch kippt von einem Extrem ins andere. Zwischen den Phasen können aber auch lange, unauffällige Zeiten liegen. Wenn Manien in Richtung einer Depression umkippen, dann kann das mit beschämenden und konflikthaften Ereignissen oder auch der Einsicht in den eigenen Zustand und mit Schuldgefühlen zum Beispiel wegen hoher Geldausgaben zu tun haben. Vermutlich gibt es aber auch eine körperliche Dynamik in dem Sinn, dass die Manie so Kräfte raubend war, dass die anschließende Depression durch eine Erschöpfung begünstigt wird. Im Übergangsstadium zwischen Depression und Manie bzw. Manie und Depression ist die Gefahr des Suizids am größten. Das liegt häufig daran, dass die Stimmung schon oder noch »im Keller« ist, während der Antrieb noch oder schon gesteigert ist. Auch in einer tiefen Depression kann es zur Selbsttötung kommen, doch stellt die depressive Antriebslosigkeit häufig einen gewissen Selbstschutz dar. Insofern überrascht es auch nicht, dass in der Endphase einer Depression die Suizidgefahr am größten ist, vor allem wenn die Wirkung einer antidepressiven Medikation nicht ausreichend in einer Vertrauensbeziehung aufgefangen wird.

In der wissenschaftlichen Literatur wird unterschieden zwischen »Bipolar 1«-Störungen mit voll ausgeprägten Depressionen und Manien, »Bipolar 2«-Störungen mit wiederkehrenden depressiven und weniger ausgeprägten hypomanischen Phasen. Vom »rapid cycling« wird schon gesprochen, wenn in den letzten zwölf Monaten mindestens vier verschiedene Phasen aufgetreten sind.

Die folgende Übersicht an Zahlen und Daten gilt für die im engeren Sinne manisch-depressiven Menschen, die also hinsichtlich Stimmung und Antrieb bipolar (in beide Richtungen) schwanken und dabei auch affektiv psychotisch werden können.

So kann festgehalten werden (Luderer 1994, S. 50; Kipp u.a. 2012):

- Im engeren Sinne depressiv oder manisch werden weniger als 1 Prozent, insgesamt in Deutschland etwa 800 000 Menschen.
- Etwa 80 Prozent müssen mit mehr als einer Phase rechnen.
- Depressionen sind häufiger als Manien.
- In beiden Phasen kann es zur Verzerrung der Realitätswahrnehmung und zu psychotischen Wahrnehmungen kommen.

- Manien dauern kürzer als Depressionen. Das gilt auch für unbehandelte Phasen.
- Manien dauern zwischen wenigen Tagen und mehreren Monaten, unbehandelt im Durchschnitt zwei bis vier Monate, behandelt zwei bis sechs Wochen.
- Bei Depressionen gibt es eine spontane Heilungsrate von 40 Prozent. Sie ist durch Behandlung und Prophylaxe auf 70 Prozent zu steigern.
- Die Wahrscheinlichkeit, erneut manisch zu werden, beträgt ca. 80 Prozent. Sie ist durch Behandlung und Prophylaxe auf 30 bis 40 Prozent zu senken.
- Die Wirkung der medikamentösen Behandlung ist zu einem relativ hohen Anteil auch als Placeboeffekt zu erklären: Medikamente ohne Wirkstoff erzielen in 25 bis 40 Prozent der Fälle denselben Effekt.
- Keine Statistik der Welt kann die Zukunft des Einzelnen vorhersagen. Statistische Zahlen erlauben nur eine vorsichtige Annäherung an die Wirklichkeit. Entscheidend für das subjektive Erleben ist, wie lange die Zeit zwischen den Phasen dauert und wie diese Zeiten auszuweiten und zu genießen sind.

Verstehen

Verschiedene Verstehensansätze

Zur Entstehung von Depressionen und Manien gibt es verschiedene Theorien. Das ist schon deshalb verständlich, weil es unterschiedliche Verläufe gibt. Häufig werden aber die verschiedenen Verstehensansätze nicht genug aufeinander bezogen. So entsteht dann der Eindruck, eine Erkrankung sei ausschließlich auf diese eine Weise zu erklären. Solche monokausalen Erklärungen sind bei fast allen psychischen Erkrankungen falsch.

Im Unterschied zu Menschen in schizophrenen Psychosen merken depressive Menschen häufig selbst zuerst, dass etwas mit ihnen nicht stimmt. Häufig finden sie diese Entwicklung völlig unerklärlich. Oder ihre Sichtweise wird schon erheblich durch die Depression selbst geprägt: Sie neigen dann dazu, alle möglichen negativen Annahmen auf sich zu beziehen oder suchen ganz persönliche Schuld nur bei sich selbst. Angehörige reagieren – vielleicht nicht im ersten Moment, aber wenn sich die depressive Phase länger hinzieht – ähnlich, indem sie entweder alle Schuld bei sich suchen oder sich selbst völlig ausklammern und vermeintliche »äußere« Gründe verabsolutieren.

Die folgende Darstellung verschiedener Verstehenszugänge soll die Diskussion versachlichen und verbreitern. Selbstverständlich haben verschiedene Verstehenszugänge – über Körper, Seele und soziales Zusammenleben – nebeneinander Platz. Jeder dieser drei Bereiche ist durch Forschung und Erfahrung zu einer erstaunlichen Komplexität gereift – und es sind Wechselbeziehungen in aller Vielfalt deutlich geworden. Basis der verschiedenen

Aspekte sollte die anthropologische Sicht sein – am Beispiel der Depression heißt das: auf unsere Fähigkeit zu sehen, als Menschen an uns selbst und anderen zu zweifeln und dabei manchmal auch zu ver-zweifeln. Damit ist die Möglichkeit der Depression oder, als Flucht nach vorne, auch die Manie in uns angelegt. Ob und wie auch andere Lebewesen das können, wäre vermutlich kontrovers zu diskutieren.

Des Rätsels Lösung? Verstehen statt erklären

Das Handeln eines Menschen zu begründen ist äußerst schwierig und in letzter Konsequenz unmöglich. Wir können manche Zusammenhänge nur ahnen, das Ausmaß einer besonderen Verletzlichkeit nur ungefähr spüren. Verschiedene Einflüsse wirken über einen langen Zeitraum zusammen, und diese Zusammenhänge sind so kompliziert, dass sich im Nachhinein nie mit letzter Gewissheit rekonstruieren lässt, welcher Anteil wann und wie was bewirkt hat. Eine unipolare Depression oder eine bipolare Störung, eine schizophrene oder eine affektive Psychose entwickelt sich nicht in einem kurzen Zeitraum, sondern im Laufe von Jahren und Jahrzehnten. Manchmal können direkt oder indirekt auch mehrere Generationen, die jeweils unter vielfältigen inneren und äußeren Einflüssen stehen, beteiligt sein.

Dennoch haben wir uns angewöhnt, fieberhaft nach Ursachen zu suchen, stilisieren bestimmte Ereignisse und vermeintliche oder tatsächliche Fehler zu einer Erklärung hoch. Dieses verständliche und durch unsere westliche Philosophie geprägte Suchen findet seine Entsprechung in einer ähnlich hektischen Wissenschaft, die eher bestrebt ist, ursächlich zu erklären, als in Zusammenhängen zu verstehen. Zumindest rückblickend lässt sich sagen: Fast Jahr für Jahr wurden große Entdeckungen angekündigt und auf großen Kongressen propagiert, die bis zum nächsten Kongress wieder in der Versenkung verschwunden waren.

Bis in kleinste Einheiten unseres Körpers hinein wird nach Ursachen gesucht. Wir wollen etwas eindeutig und endgültig *erklären* und bemerken dabei kaum, dass wir uns immer weiter davon entfernen, dieses Etwas zu *verstehen*. Vor lauter Bäumen sehen wir den Wald nicht mehr. Vielleicht passt hier auch noch einmal der Verweis auf den Soziologen Hartmut Rosa, der in seiner gesellschaftlichen Analyse die Einsicht in die Unverfügbarkeit des Lebens als Voraussetzung für Vitalität ansieht (Rosa 2019).

Auf der Basis dieser Einsicht und einer entsprechenden Bescheidenheit hat die Suche nach Teilaspekten trotzdem einen Sinn. Wir wissen immer mehr Einzelheiten darüber, wie unser Körper funktioniert. Und je tiefer wir in die physiologischen Feinheiten unseres Körpers eindringen, desto mehr müssen wir immer wieder neu erkennen, dass wir erst am Anfang stehen.

Gerade die Beschäftigung mit physiologischen und mit biochemischen Prozessen macht uns deutlich, wie sehr Körper und Seele zusammenhängen. Unser neurologisches System, unser Hirnstoffwechsel und andere Körperfunktionen spiegeln unsere seelischen Prozesse wider. Sie sind zugleich Basis und Ergebnis unserer Emotionen und unserer Lebenserfahrungen. Neuronale Strukturen sind plastisch, d.h., sie können sich erfahrungsabhängig neu bilden. Genetische Prozesse können ebenfalls von epigenetischen Bedingungen abhängig sein, können also von Lebenserfahrungen und äußeren Krisen ausgelöst werden.

Depressionen werden nicht vererbt: Genetische Aspekte

»Ständig hat mich dieser Gedanke verfolgt: Wann ereilt mich das Schicksal meiner Mutter? Dieses ständige Vergleichen hat mich ganz verrückt gemacht. Ich kam gar nicht zu meinen Maßstäben. Ich kam gar nicht dazu, aus mir heraus zu leben. Ich bin nicht depressiv geworden. Natürlich haben mich die Depressionen meiner Mutter belastet. Aber die frühe Verantwortung für mich selbst hat mir nicht nur geschadet. Wenn ich nun depressiv geworden wäre, hätten sich all die Vererbungstheoretiker bestätigt gefühlt. Belastet hat mich ihre Theorie! Belastet hat mich, mit meinen Fragen so allein zu sein.« (Teilnehmerin eines Psychoseseminars)

Ältere Studien und manche überholten Lexika argumentieren noch, dass affektive Störungen, vor allem wenn sie bipolar verlaufen, direkt vererbt werden. Inzwischen gilt diese Behauptung als eindeutig widerlegt. Hat einer von einem Zwillingspaar eine unipolare Depression, so kann zwar bei zweieiigen Zwillingen in 18–20 Prozent der Fälle und bei eineiigen Zwillingen in 35–42 Prozent der Fälle der andere Zwilling ebenfalls erkranken. Größer ist der Unterschied bei bipolaren affektiven Störungen, da ist dieser Unterschied noch etwas größer (Kipp u.a. 2012). Doch spricht das keineswegs automatisch für eine genetische Vermittlung, denn mit der gleichen Berechtigung ist von einer wechselseitigen psychosozialen Belastung und Beeinflussung auszugehen. Und wenn bei eineiigen Zwillingen häufiger als bei zweieiigen Zwillingen beide erkranken, dann kann das außer mit der gleichen Erbmasse auch mit den besonderen Identitäts- und Abgrenzungsproblemen von eineiigen Zwillingen und mit spezifischen Umgangs- und Erziehungsstilen zu tun haben. Zudem haben diese Studien widersprüchliche Ergebnisse: Wenn z.B. kontrolliert wird, wie belastet oder unbelastet die Zwillingsgeschwister aufwachsen, ist die Krankheitsrate unauffällig.

Bedenkt man außerdem, dass manche Studien ohnehin von einem Gesamtanteil an Depressionen von bis zu 20 Prozent der Bevölkerung ausgehen, dann wird deutlich, das alle vergleichenden Zahlen in einer »Grauzone« verschwinden und nur begrenzten Aussagewert haben: Depressionen sind offenbar so häufig und der Übergang von verschiedenen Formen der Depression in ihren verschiedenen Phasen ist so fließend, dass eine genaue Abgrenzung der schweren Depression, auf die sich die Erblichkeitshypothese überhaupt nur beziehen kann, schwierig ist. Je nachdem, wie intensiv und zielgerichtet man fragt, wird man bei fast jedem Menschen depressive Schwankungen finden und kann diese dann so oder so interpretieren. Diese diagnostische Unsicherheit erklärt jedenfalls zum Teil, warum die Zahlen zur Erblichkeit sehr schwanken.

Dennoch haben depressive Menschen oft Angst, ihre Krankheit zu vererben. Darin spiegeln sich nicht nur überholte wissenschaftliche Studien, sondern auch die Krankheit selbst wider, die einen dazu neigen lässt, überhaupt immer das Schlimmste anzunehmen und auf sich zu beziehen. Insofern ist es wichtig, diese Thematik direkt anzusprechen und bestehenden Ängsten entgegenzutreten. Es gibt keine direkte Vererbung von Depressionen. Vermittelt über Temperament, seelische Verletzlichkeit und andere Persönlichkeitsmerkmale können aber natürlich auch Gene einen indirekten und relativen Einfluss haben, der – wie oben schon erwähnt – dann auch noch von epigenetischen Einflüssen (Krisenerfahrungen und äußeren Einflüssen) anhängig ist.

KURZGEFASST Es gibt keine direkte Vererbung von Depressionen. Möglicherweise aber wird die Sensibilität und Dünnhäutigkeit eines Menschen und damit auch seine Bereitschaft, auf Belastungen depressiv zu reagieren, von bestimmten Anlagen mitbedingt. Immerhin ist ja das Menschsein selbst eine wesentliche anthropologische Voraussetzung für eine Depression oder Manie – vermittelt über die menschliche Fähigkeit, an sich und anderen zu zweifeln sowie über sich selbst hinaus zu denken und sich dabei auch vorübergehend zu verlieren. Zudem hat die Epigenetik gezeigt, dass Umwelt- und Lebensbedingungen mitentscheiden, ob ein genetisches Potenzial unwirksam bleibt oder »geweckt« wird.

Leiden hinterlässt Spuren: Biologische Aspekte

Manche Wissenschaftler sehen Depressionen und Manien als in erster Linie biologisch bedingt an, halten sie also gewissermaßen für somatopsychische Krankheiten, deren eindeutig somatische Ursache psychische Folgen hat. Andere verfolgen eher ein psychosomatisches Konzept, wonach der Körper auf eine primär seelische Belastung eigendynamisch reagiert. Tatsächlich dürften die Wechselwirkungen zwischen psychischen und somatischen Aspekten der Depression sehr viel komplexer sein als bisher angenommen. Josef Aldenhoff, ein versierter biologischer Forscher, läutete jedenfalls das Ende des klassischen Konzepts der Endogenität ein: Es entspreche einer »überraschend trivialen Wunschvorstellung, ... halte aber modernen wissenschaftlichen Forschungsansätzen nicht mehr stand« (Aldenhoff 1997, S. 380). Er sah und empfahl eine Auflösung der starren theoretischen

Fronten: »biologische oder psychologische Erklärung«, »endogene oder neurotische Depression« und »pharmakologische oder psychotherapeutische Behandlung«.

Schwere Depressionen werden, wie andere Psychoseerfahrungen auch, von Störungen in der Übertragung der Botenstoffe des Nervensystems (sogenannte Neurotransmitter) begleitet. Das Gehirn mit seinen 25 Milliarden Nervenzellen und jeweils 200 bis 2000 Verknüpfungen (Synapsen) reagiert empfindlich auf Veränderungen und Belastungen. Insbesondere die Geschwindigkeit und Art der Übertragung zwischen den einzelnen Nervenzellen können sich verändern. Das kann man durchaus als Bewältigungsstrategie auf unterschiedliche Anforderungen verstehen. Diese Übertragung geschieht nicht elektrisch oder physikalisch, sondern chemisch. Verschiedene spezifisch wirkende Botenstoffe geben spezifische Informationen weiter. Die Balance dieser Botenstoffe kann sich im Zusammenhang mit Depressionen verändern. Vor allem die Konzentration der Stoffe Noradrenalin und Serotonin kann in Depressionen verringert sein. Ob diese Reduktion aber Ursache oder Folge einer Depression ist oder ob sie vielleicht sogar als Kompensationsversuch zu begreifen ist, muss offenbleiben. Insofern ist es nur korrekt, neutral von »körperlichen Begleiterscheinungen« zu sprechen. Vielleicht macht die somatische Veränderung als Anpassung an veränderte Umstände sogar Sinn – allerdings mit dem Risiko der Eigendynamik.

Die alte Theorie, dass ein Mangel an Serotonin im Spalt zwischen den Nervenzellen die Depression bedingt, ist inzwischen als unzureichend erkannt worden. Ein Serotoninmangel allein gilt nicht mehr als »Marker«. Es scheint eher so, dass der Körper über längere Zeit vorher auf psychischen Stress reagiert und beispielsweise eine höhere Zahl von Rezeptoren ausbildet, die das Serotonin reduzieren. Auf diese Weise bewirkt ein milder Stressor schon eine heftige Verunsicherung. Der Körper reagiert auf Lebenserfahrung. Josef Aldenhoff spricht in diesem Zusammenhang von einer biologisch »gelernten Hilflosigkeit« und von »biologischen Narben« (Aldenhoff 1997, S. 380–383). In der Folge kann es passieren, dass ein Mensch auf relativ kleine verunsichernde Ereignisse unerwartet heftig reagiert.

Antidepressive Medikamente werden eingesetzt, um die Konzentration der genannten Stoffe direkt oder indirekt zu beeinflussen. Dieser Eingriff in die komplizierte Balance des Gehirnstoffwechsels darf nicht leichtfertig geschehen, zumal wir inzwischen wissen, dass Antidepressiva bei leichten Depressionen keine Wirkung haben und bei mittleren Depressionen wie ein Placebo (ein Medikation ohne Wirkstoff, also psychologisch bedingt) wirken. Ihr genauer Mechanismus ist nur zum Teil bekannt. Die Tatsache, dass die künstliche Beeinflussung der Transmitter durch Antidepressiva nicht sofort, sondern erst verzögert wirkt, verdeutlicht ohnehin, dass die Depression nicht ausschließlich und direkt von den Botenstoffen abhängt, sondern diese eine komplizierte Mittlerstellung einnehmen (Kipp u.a. 2012).

Durch moderne Untersuchungsmethoden wissen wir inzwischen um die sogenannte Plastizität unserer neuronalen Strukturen. Das bedeutet ganz allgemein, dass die Abläufe im Gehirn nicht endgültig festgelegt sind, sondern auf Veränderungen und Verletzungen reagieren und diese kompensieren können. Auf bestimmte Belastungen und Erfahrungen hin können bestimmte Übertragungswege stärker ausgeprägt oder aber vernachlässigt werden.

Es ist also vorstellbar, dass unser Gehirn auch auf einseitige emotionale Belastungen entweder konstruktiv kompensatorisch reagiert, so wie eine Schmerzbahn »weggeschaltet« werden kann, wenn der Schmerz unerträglich wird. So wäre die Depression als weggeschaltete Trauer und Verzweiflung zu verstehen. Es kann aber auch sein, dass bestimmte einseitige emotionale Belastungen in den Nervenbahnen gravierende Spuren hinterlassen, die (wie bei einer festhängenden Plattenspielernadel) nicht ohne Weiteres verlassen werden können. Spätere Stressoren werden sensibler wahrgenommen als sonst üblich und die Spur wird tiefer. Im Hinblick auf die Manie hilft vielleicht der Vergleich mit dem Zustand der Verliebtheit: Haben Sie eine Vorstellung davon, was in diesem glücklichen Moment (biochemisch und neurologisch) in ihrem Kopf »los« ist? Trotzdem würde niemand Ihre Liebe mit dem Stoffwechsel erklären. Entsprechend vorsichtig sollten wir mit Kausalketten dann auch in Zeiten psychischer (Ver-)Störung sein.

KURZGEFASST Negative Lebenserfahrungen können biologische Narben hinterlassen. Der Hirnstoffwechsel kann dadurch so beeinflusst werden, dass er auf spätere Ereignisse sensibler als gewöhnlich reagiert. Diese Sensibilisierung kann man auch analog psychologischen Konzepten als »biologisch gelernte Hilflosigkeit« verstehen. Veränderungen des Serotoninspiegels im Hirnstoffwechsel können die Begleiterscheinung einer schweren Depression sein. Psychologische und biologische Prozesse stehen dabei in enger Wechselwirkung. Insofern ist auch im Fall der Wirksamkeit von Antidepressiva nicht auf eine einseitig somatische Ursache der Depression zu schließen. Ohnehin wirken sie oft bescheiden und eher bei schweren Depressionen.

Selbstwertgefühl: Die Sicht der Psychoanalyse

Nach psychoanalytischem Verständnis sind Depressionen und Manien vor allem Ausdruck eines gestörten Selbstwertgefühls. Das unterscheidet sie beispielsweise von reiner Trauer, die ja ein sehr »warmes« Selbstgefühl beinhalten kann. Das unterscheidet sie aber auch von kognitiven bzw. schizophrenen Psychosen im engeren Sinn, bei denen das Selbsterleben und vor allem das Erleben eigener Grenzen (zwischen innerer und äußerer Welt) reduziert sein kann. Wer depressiv oder manisch wird, hat meistens schon noch ein Bewusstsein seiner selbst, aber meist ein manchmal radikal verändertes Selbstwertgefühl; das kann ein Schutzmechanismus oder das Ergebnis eines langen Prozesses von Selbstentwertungen sein.

Sigmund Freud sah in der Melancholie, wie die Depression damals genannt wurde, den Mechanismus der Identifizierung mit einem verlorenen Liebesobjekt wirken (Freud 1917, S. 427). Das verlorene »Objekt« (Objekt meint hier eine Person außerhalb des eigenen Subjekts) wird zu einem unbewussten Teil des eigenen Inneren und wird dort angegriffen. Die Trennung zwischen Subjekt und Objekt wird so aufgehoben; sie wird zugleich geleugnet und beklagt. Diese Sicht macht ansatzweise verständlich, warum sich in einer Depression manchmal Selbstvorwürfe und verdeckte Aggressionen auf der einen Seite sowie Schuldgefühle und Gegenaggression auf der anderen Seite heillos vermischen können.

Eine andere psychoanalytische Hypothese besagt, dass sich Depressionen aus verdeckten Aggressionen entwickeln können. Wegen früher Enttäuschungen ist das »Ich« zu schwach, um Aggressionen, die sich aus späteren Konflikten ergeben, angemessen zu bearbeiten, sodass diese sich in Depressionen niederschlagen.

Das »Bankkontenmodell«

Auf verschiedene Weise wird die Depression also mit einem unzureichenden Selbstwertgefühl in Verbindung gebracht. In diesem Konzept des Selbstwertgefühls spielen aktuelle Bilanzen und alte Hypotheken eine Rolle. Stavros Mentzos (2001) hat in bewusster Analogie zur Wirtschaft ein »Bankkontenmodell des Selbstwertgefühls« entwickelt. Demnach gibt es ein Konto für das Grundkapital, ein Girokonto und – je nach Differenzierung – daneben noch einen Aktienfonds.

Das *Grundkapital* bezeichnet Sicherheit und Urvertrauen, die sich günstigenfalls aus einem guten Zusammenspiel von Person und Umgebung in der frühen Kindheit entwickeln können. Mentzos spricht in diesem Zusammenhang von »Spiegelungsprozessen«, die ausreichen müssen, um ein sicheres Selbstbild zu erzeugen. Hartmut Rosa spricht von der andauernd notwendigen Erfahrung der Resonanz (Rosa 2020). Es geht also weniger um ein Übermaß an Liebe, sondern um die ausreichende Präsenz einer anderen Person und um einen wechselseitigen Austausch von Gefühlen in Gesten und Worten. Findet diese Spiegelung ausreichend statt, können sich Vitalität, Körpergefühl und damit Selbstwertgefühl entwickeln.

Das *Girokonto* speist sich aus der Balance von Anerkennung und Anpassung im Zusammenhang mit der Entwicklung von Beziehungen sowie des schulischen und beruflichen Werdegangs etc. All diese Austauschprozesse sind nicht vom Einzelnen allein abhängig, sondern werden in hohem Maße sozial und gesellschaftlich bestimmt. Insofern ist die sprachliche Anleihe bei der Ökonomie durchaus treffend. Wer erst einmal ein volles Konto hat, der kann sein Geld leichter vermehren. Und wer immer am Minus entlang schrammt, dem wird auch kein Kredit gegeben.

An dieser Stelle lassen sich beide Konten gut in Beziehung setzen. Wer genügend Grundkapital im Hintergrund hat, kann leichter wirtschaften als jemand, der immer um seine wirtschaftliche bzw. psychische Existenz fürchten muss. Mit einem reichen Grundkapital im Rücken lassen sich aktuelle Niederlagen leichter verkraften. Wenn riskante Interaktionen einmal schiefgehen, geht das Selbstwertgefühl nicht unbedingt gleich verloren.

Später hat Stavros Mentzos sein Kontenmodell dann noch um den *Aktienfonds* bereichert. Er speist sich vor allem aus Identifikationen, in diesem Fall weniger mit Firmen als mit Personen. Für das Grundverständnis des Modells spielt er aber keine große Rolle.

Psychoanalytische Theorie der Affekte

Mit Bezug zur Selbstwertproblematik und dem Bankkontenmodell von Mentzos sollen hier noch einige Ausführungen zur psychoanalytischen Theorie der Affekte folgen. Demnach haben Affekte drei Funktionen:

- eine informative (etwa über körperliche Bedürfnisse),
- eine kommunikative (Signale nach außen) und
- eine (zu Handlungen) motivierende.

Der depressive Affekt, der nicht gleichzusetzen ist mit Trauer, Scham, Schuld und Schmerz, sondern eher noch ein Gefühl von Leere, ein »Gefühl von Gefühllosigkeit« bedeutet, hat entsprechend folgende Wirkungen:

- Signalisiert wird ein eingetretener oder drohender innerpsychischer Stillstand, Hoffnungslosigkeit, verlangsamtes Zeiterleben etc.

- Mimik und Gestik werden gehemmt, die Ausdrucksfähigkeit wird reduziert, Vitalitätszeichen verschwinden.
- Die Gefahr des Suizids zur Beseitigung dieser Not besteht, wird jedoch zugleich durch die Inaktivität gemindert.

Der depressive Affekt wird ausgelöst durch reale Verluste, Kränkungen, unlösbar scheinende Konflikte, wechselseitige Blockierung gegensätzlicher Tendenzen, psychophysische Erschöpfung, reale Hilf- und Ausweglosigkeit, aber auch durch deren Erwartung, Befürchtung oder innerer Vorwegnahme.

Stavros Mentzos betont, dass Depression und Manie nicht unbedingt destruktiv wirken müssen. Doch besteht die Gefahr, dass der depressive Affekt sich in verschiedenen Teufelskreisen selbst verstärkt und dann zu einem funktionslosen, sinnlosen, gleichförmig verlaufenden Prozess werden kann. Gelingt es, die Depression nicht nur als passiv erlitten, sondern auch als vorübergehend notwendige (defensive, adaptive, regressive) Selbstschutzmaßnahme wahrzunehmen, und gelingt es im Laufe der Zeit, mit oder ohne fremde Hilfe die oben erwähnten Identifizierungen aufzuschlüsseln und für Aggressionen andere Wege als nach innen zu finden, dann kann auch eine schwere Depression überwindbar und lehrreich sein.

In Manien können verstehbare Aussagen zur Vergangenheitsbewältigung unvermittelt nach außen dringen. »In sechs Wochen Manie ist mehr zu erfahren als in einem ganzen Jahr Psychotherapie«, behauptet Hans-Ludwig Kröber (1992, S. 172), der sich viel mit der Möglichkeit der Psychotherapie mit manischen Patienten beschäftigt hat.

Kröber sieht in der Manie eine antidepressive Strategie und eine radikale Aufkündigung der unzähligen Kompromisse, die mit einer Depression einhergehen oder ihr vorangegangen sein können. Auf die depressionstypische konformistische Unterwerfung oder die Abhängigkeit von einem starken Gegenüber bzw. einem starken inneren Objekt wird verzichtet, allerdings ohne die narzisstische Kränkung wirklich aufheben zu können. Während in der Depression das Über-Ich übermächtig erscheint, wird es in der Manie scheinbar entthront. Der Gehorsam gegenüber dem Über-Ich wird aufgekündigt, doch ohne dass das Ich schon stark genug wäre, den dadurch leeren Raum zu füllen. Man muss die psychoanalytische Terminologie nicht teilen, doch der Blick auf die Depression als Ausdruck von Überanpassung und die Manie als scheiternder Ausbruchsversuch ist hilfreich.

Beziehungsangebot der Psychoanalyse

Stavros Mentzos wirbt ausdrücklich für ein psychotherapeutisches Beziehungsangebot auch an Menschen mit schweren Depressionen. Er hält verschiedene Angebote für möglich:

- Ein *langfristiges Angebot* über viele Jahre von eher kurzen und nicht unbedingt häufigen Gesprächen mit dem Ziel, eine langfristige therapeutische Beziehung zu etablieren, die es erlaubt, die erstarrte Entscheidung zwischen Subjekt- und Objektwertigkeit, also einer Beziehung ausschließlich auf sich oder auf andere, aufzulösen und so etwas wie schuldfreie Autonomie und schamfreie Bindung wenigstens ansatzweise zu ermöglichen.
- Regelmäßige *wöchentliche Gespräche* mit einem (anfänglichen) Schwerpunkt auf aktuellen Problemen und Konflikten mit dem Ziel, zeitweilig auch alte Konflikte vorsichtig zu rekonstruieren, verinnerlichte Objekte zu reflektieren und Übertragungsmuster (von früheren Beziehungen auf die therapeutische Beziehung) vorsichtig zu deuten.

- Häufige *intensive Gespräche* mit dem Ziel, die Übertragung alter Konflikte auf den Therapeuten aktiv zu thematisieren und bestimmte Muster, wie Ambivalenz aus Angst vor einem Objektverlust, zu reflektieren und zu bearbeiten.

Hans-Ludwig Kröber hat positive Erfahrungen auch mit der Psychotherapie von manischen Menschen gemacht. Schon während der stationären Unterbringung könne und müsse eine psychotherapeutische Beziehung angeboten werden. Sie habe dann Chancen, über den Entlassungszeitraum hinaus und bei neuen Krisen auch präventiv zu wirken. Eine ausschließlich medikamentöse Behandlung sei selbst bei zwangsuntergebrachten Patienten kunstfehlerhaft. Allerdings steht einer solchen kontinuierlichen psychotherapeutischen Begleitung die leider immer noch übliche Trennung zwischen ambulanten und stationären Aufgaben entgegen. Von sogenannten Integrieren Versorgungsmodellen, die eine therapeutische Kontinuität gewährleisten, profitieren Menschen mit bipolaren Störungen besonders (Bock & Lambert 2013).

KURZGEFASST Ein starkes Urvertrauen kann vor dem Risiko einer Depression schützen. Konflikthafte Beziehungen können als »innere Objekte« auch ohne Zutun und »Schuld« der betreffenden Personen im Inneren weiterwirken und Depressionen nähren. Insofern ist die Depression keine Störung, sondern die Reaktion auf eine Störung.

Gelernte Hilflosigkeit? Verhaltenstherapie

Die Basis der Verhaltenstherapie ist die Lerntheorie. Verhaltenstherapeuten gehen davon aus, dass depressive Menschen im Allgemeinen ein relativ geringes Verhaltensrepertoire haben, aus dem heraus sie sich positive Erlebnisse und angenehme Erfahrungen verschaffen können. Dieses geringere Repertoire reduziert sich in der akuten Depression noch erheblich. Anfangs glaubten Verhaltenstherapeuten, diesem Defizit mit »positiver Verstärkung« begegnen zu können, indem man depressiven Menschen Erfolgserlebnisse verschafft, die ihr Selbstwertgefühl aufbauen helfen. Die Ergebnisse waren unbefriedigend. So einfach lassen sich depressive Menschen nicht »umpolen«. Genauso wenig lässt sich ein Wahn wegkonditionieren. Doch die Wahrnehmung kognitiver und biografischer Muster (etwa in der Schematherapie) kann hilfreich sein. Inzwischen gehen Verhaltenstherapeuten eher davon aus, dass der Depression gestörte Wahrnehmungs- und Denkmuster zu Grunde liegen, die es zu korrigieren gilt. Die besonders negative und pessimistische Wahrnehmung eines depressiven Menschen werde mehr von diesen Mustern gesteuert als von der tatsächlichen Lebenssituation.

Depressive Menschen neigen dazu, Schwierigkeiten zu verallgemeinern, negative Erfahrungen zu übertreiben, die kritische Haltung anderer vorwegzunehmen und positive Erlebnisse nicht wahrzunehmen. Die Verhaltenstherapie versucht diese Denkmuster in einer Verhaltensanalyse sichtbar und reflektierbar zu machen und zum Beispiel durch kognitives Training zu beeinflussen und zu korrigieren. Die depressiven Denkmuster werden dabei auch als »logische Fehler« bezeichnet.

»Logische Fehler«

Der Hamburger Psychiater Peter Halama hat ein kleines Büchlein herausgegeben, das sich an depressive Menschen richtet. Er beschreibt darin die depressiven Denkmuster so (Halama 1991, S. 14):

1. »Sie denken überwiegend oder ausschließlich negativ. Sie übertreiben in Gedanken das Negative einer Situation. Ist für Sie zum Beispiel eine Situation 20 Prozent negativ, so bewerten Sie diese aber so, als wenn sie zu 100 Prozent negativ wäre.
2. Für positive Erlebnisse sind Sie blind. Das Positive halten Sie für ›normal‹ und reden kaum darüber.
3. Sie differenzieren zu wenig und verallgemeinern in nicht zulässiger Weise, wie zum Beispiel: ›Einmal versagt, immer versagt‹, ›Einmal fehlerhaft, immer fehlerhaft‹.
4. Durch diese Verallgemeinerung im Denken nehmen Sie eine Situation oder Sache oder sich selbst nur eingeengt wahr und sehen meist nur das Negative wie durch eine Lupe.
5. Sie neigen leicht zum ›Alles-oder-nichts-Denken‹, eine Sache ist nur gut oder nur schlecht, nur wertvoll oder nur wertlos. Das entspricht der Schwarzweißmalerei.
6. Sie beschimpfen sich selbst als ›Null‹, Niete, Versager usw., sind übertrieben selbstkritisch und können sich nicht verzeihen.
7. Sie fühlen sich für alles verantwortlich und suchen die Schuld bei sich.
8. Sie sehen in die Zukunft bzw. können Gedanken lesen: ›Die Leute mögen mich nicht‹, ›Ich werde die Prüfung nicht schaffen‹.«

Zu berücksichtigen ist dabei allerdings, dass viele dieser Denkmuster sich durch reale soziale Erfahrungen aufrechterhalten und verstärken: Wenn ich nur lange genug die Schuld bei mir suche, schließen sich andere an; jedenfalls kann ich bestimmte Äußerungen in diese Richtung deuten. Glaube ich nur fest genug daran, dass andere mich nicht mögen, beginne ich mich so zu verhalten, dass das Erwartete eintrifft (sich selbst erfüllende Prophezeiung). Rechne ich fest mit einem Scheitern in der Prüfung, raube ich mir selbst alle Kräfte, die ich brauche, um das Gegenteil zu erreichen.

Manche dieser sogenannten »logischen Fehler« haben auch eine innere Logik: Bin ich in meinem Selbstwertgefühl erst einmal schwer erschüttert, dann versuche ich negative Überraschungen um jeden Preis zu vermeiden, selbst um den Preis, sie schon vorwegzunehmen. Auf »verrückte« und vermutlich unbewusste Weise befriedige ich meinen Narzissmus: »Ich habe es ja geahnt, ich habe es ja kommen sehen, ich habe also Recht gehabt.«

Möglicherweise bezeichnen die hier beschriebenen gestörten Denkmuster etwas Ähnliches wie die weiter oben erwähnten Teufelskreise des Psychoanalytikers. Möglicherweise ist es manchmal leichter, den ersten Schritt, um den Kreislauf zu durchbrechen, in der Gegenwart zu tun, als ihn in die Vergangenheit zu richten. Nach beiden Konzepten geht es in der Depression jedenfalls um eine Selbstwertproblematik. Und ich bin überzeugt davon, dass diese sich ohne Bezug auf die Biografie nicht wirklich erfassen und verstehen und deshalb langfristig auch nicht auflösen lässt. Ein Verstehensansatz, der zu sehr auf das kurzfristige Funktionieren des Betroffenen in seiner sozialen Umgebung zielt, lässt außer Acht, dass die allzu starke Orientierung an den Maßstäben anderer ja häufig gerade zur Problematik eines depressiven Menschen gehört. Mit den sogenannten gelernten »Schemata« versucht die Verhaltenstherapie diese tiefere biografische Dimension zu berücksichtigen (Young u.a. 2005).

Schritte der Verhaltenstherapie

Bei einer Verhaltenstherapie von Depressionen sind üblicherweise sechs Schritte oder Stufen zu unterscheiden.

1. Verhaltens- und Bedingungsanalyse: Was hat bei mir die Depression ausgelöst? Welche derzeitigen Bedingungen machen mich depressiv? Welche Aktivitäten verschlechtern, welche verbessern meine Stimmungslage? Zu diesem Zeitpunkt kann es sich lohnen, ein spezifisches Tagebuch zu führen.
2. Aktivierung und Tagesstrukturierung: Wie kann ich meinen Tagesablauf verändern? Wie verändert das meine Gedanken und Gefühle? Wie und mit welchen Hilfen kann ich aktiver werden?
3. Denkmuster und Einstellungen: Welche Gedanken machen mich depressiv? Wie kann ich den negativen Gedankenkreislauf unterbrechen? Wie schaffe ich es, vom Pessimisten zum Realisten zu werden?
4. Aufarbeiten von Defiziten: Wie kann ich selbstbewusster und selbstsicherer werden? Wie kann ich lernen, gelassener und entspannter auf bestimmte Anforderungen zu reagieren? Wie kann ich wieder Freundschaften schließen bzw. mit meinem Partner besser umgehen lernen? Wie kann ich mit dem Verlust eines mir wichtigen Menschen besser zurechtkommen?
5. Rückfallvorbeugung: Was kann ich tun, um eine weitere depressive Episode zu vermeiden?
6. Welche kognitiven Muster oder biografischen Schemata halten die problematischen Verhaltensweisen aufrecht und/oder erschweren eine Alternative?
7. Der Psychotherapieforscher Martin Hautzinger wirbt für entsprechende psychotherapeutische Konzepte auch im Umgang mit Manien im Rahmen bipolarer Störungen und verweist

dabei auf die Erfolge insbesondere von Kognitver Verhaltenstherapie (KVZ), Interpersonaler Sozialer Rhytmustherapie (IPSRT) und Familien-focussierter Verhaltenstherapie (FFT) (Miklowitz u.a. 2007; siehe ebenfalls die S3-Leitlinien »Bipolare Störungen«). Erfolge zeigen sich symptombezogen und bei der Hospitalisierungsrate, aber auch hinsichtlich sozialem Funktionsniveau und Lebensqualität.

KURZGEFASST »Wir fühlen, wie wir denken« – die Verhaltenstherapie versucht Depressionen über eine Veränderung von Denkgewohnheiten zu beeinflussen. Verschiedene verhaltenstherapeutische Instrumentarien (Tagebuch, Protokolle, kognitive Umstrukturierungen) sind auch im Rahmen von Selbsthilfe einsetzbar. Verhaltenstherapie muss die biografische und soziale Geschichte der Denkmuster berücksichtigen, sonst lassen sich gewisse Teufelskreise nicht aufklären. Für alle Therapieformen gilt, die Notwendigkeit von phasenübergreifender Kontinuität und struktureller Flexibilität. Außerdem gehören Menschen mit Bipolarität eindeutig zu jener Zielgruppe, für die das Konzept der Komplexbehandlung erdacht und in ersten Ansätzen auch durchgesetzt wurde: Psycho- und soziotherapeutische Ansätze, die niedergelassene Praxis und Institutsambulanzen dürfen sich nicht ausschließen, sondern müssen sich ergänzen – mit dem Fernziel eines multiprofessionellen mobilen Teams.

Leben zwischen Extremen: Anthropologische Aspekte

»Wir haben alle ganz viel Dunkles versteckt und das Gute projizieren wir lieber auf andere.« Dieses Zitat ist das selbstbewusste Resümee einer depressions- und manieerfahrenen Frau: Üblich ist, dass wir unsere extremen Seiten bedeckt halten, aber ist das unbedingt besser, als sie zu zeigen?

Die Depression wird manchmal auch als das menschlichste unter den psychischen Leiden bezeichnet. Sie kann beinahe jeden treffen, Arme und Reiche, Junge und Alte, dem Leben Zugewandte und Einsame. Niemand ist vor Ereignissen geschützt, die depressiv machen. Jeder kann von vergangen geglaubten Ereignissen eingeholt werden. Menschen haben als vermutlich einzige Lebewesen die Fähigkeit zu zweifeln, auch an sich und ihrem Leben. In bestimmter Weise resümieren wir ständig, auch wenn uns das nicht bewusst ist, wir ziehen ständig Bilanz, setzen Erwartungen in Beziehungen, machen Erfahrungen und ringen in vieler Hinsicht um unsere eigenen, nur für uns richtigen Maßstäbe. In einer Zeit, in der die Maßstäbe stark von außen bestimmt und normiert werden, in denen zum Beispiel Attraktivität und Jugend, also bestimmte Eigenschaften und Lebensphasen, zur allgemeinen Norm erhoben werden, wächst auch die Gefahr, dass der Einzelne nicht zu seinen Maßstäben findet, wächst die Gefahr von Gefühllosigkeit und Depression.

Wo tief innen ein Selbstwertgefühl nicht ausreichend wachsen konnte, wächst das Risiko aktueller Entwertung und damit auch die innere Notwendigkeit, diesen Verletzungen durch Flucht nach vorn oder hinten, oben oder unten, in Manie oder Depression zu entkommen.

1. Wer manisch-depressiv wird, schöpft die Möglichkeiten, die wir alle haben, radikal aus. Manie und Depression sind zwei Seiten derselben Medaille. Die Depression erscheint wie eine nach innen gewendete Aggression, die Manie wie eine nach außen gekehrte Depression in bunter Verkleidung.

2. Depression ist nicht gleich Trauer. Wer wirklich trauert und dabei Halt findet, braucht nicht depressiv zu werden. Wer depressiv wird, ist verzweifelt traurig. Er trauert, versucht zugleich der Trauer zu entkommen und flieht in eine Leere, in eine Distanz von sich selbst, die die eigene Verzweiflung umso mehr nährt, je größer der Abstand ist. – Manie ist nicht gleich Glück. Wer wirklich Glück hat, wem das Leben glückt, der braucht nicht manisch zu werden. Wer manisch wird, ist verzweifelt glücklich. Er sucht das Glück, wo er es nie finden kann, weit weg von sich selbst. Die eigene Anstrengung geht dabei so sehr über alle Kräfte, dass die Verzweiflung immer größer wird.

3. Depression und Manie erscheinen gegensätzlich, haben aber bei genauer Betrachtung Gemeinsamkeiten und Zusammenhänge. In beiden Phasen liegt eine Entfernung von der eigenen inneren Mitte vor; in beiden Phasen kann es passieren, dass sich nahe Angehörige auf Abstand gehalten fühlen. Beide Zustände können eine Wechselwirkung haben. Wer eine Manie voll auskostet, kann sich und seine Angehörigen dabei in eine so umfassende Erschöpfung bringen, dass die Depression wie von selbst nachfolgt. Und eine Depression kann so tief und uferlos empfunden werden, dass als Weg nach draußen nur die Flucht nach vorn bleibt – und wegen des nötigen Kraftaufwands leicht übers Ziel hinausschießt.

4. Depressionen und Manien können Ausdruck eines unzureichenden Selbstwertgefühls sein, das durch zusätzliche Kränkungen verunsichert worden ist. Die Empfindsamkeit für Kränkungen kann durch Vorerfahrungen und im Zusammenhang mit diesen auch durch Veränderungen im Hirnstoffwechsel gesteigert sein. Die Depression führt in einen Teufelskreis von Selbstentwertung. Aber auch im Hochgefühl der Manie wird das Selbstwertgefühl nicht genährt, die Abwertung geschieht verzögert und vermittelt durch die negativen Reaktionen der Umgebung und die unvermeidliche körperliche Erschöpfung.

5. Depressive Menschen haben die herrschenden sozialen Normen meist tief verinnerlicht. Das Über-Ich erdrückt das Ich; mächtige innere und äußere Erwartungen können lähmen. Eigene Maßstäbe fehlen oder sind zu schwachen, um sich zu wehren und zu behaupten. Manische Menschen stellen diese Normen manchmal in provozierender Weise infrage, meist jedoch ohne sie wirklich aufgeben zu können. Das Über-Ich scheint außer Kraft gesetzt, doch das Ich kann den Raum nicht füllen.

6. Beide Zustände – Manie und Depression – bedeuten nicht nur Störung, sondern zugleich auch – vorübergehend und unzureichend – eine Stabilisierung des inneren emotionalen Gleichgewichts. Die Manie entlastet, indem sie Angst abwehren hilft, allerdings um einen hohen Preis, weil die Abwehr auf Dauer so nicht gelingen kann. Die Depression schützt, indem sie Verzweiflung bindet und der Umsetzung von Selbsttötungsabsichten eine innere Lähmung entgegensetzt. Ziele in der Depression so zu stecken, dass sie mit Sicherheit misslingen, wirkt paradox, erweckt aber zumindest den Anschein von Souveränität.

7. Beide Zustände bedeuten für Angehörige Bindung und Entfernung, Bestätigung und Verletzung. Wie viel Nähe ist auszuhalten, ohne selbst mitgerissen zu werden? Wie viel Abstand ist nötig und schützend, ohne die Liebe(sbeziehung) zu gefährden? Angehörige sind selbst einer Achterbahn der Gefühle ausgesetzt. Das gilt insbesondere für Partnerinnen und Partner, erst recht wenn es ein Zusammenleben mit Kindern gibt. Bipolare Störungen zu behandeln, ohne die nahen Angehörigen mitzudenken und einzubeziehen, kommt einem Kunstfehler gleich.

8. Nicht das Ende der Depression ist das alleinige Ziel; es kommt ohnehin, weil niemand auf Dauer depressiv sein kann, allerdings manchmal auch um den Preis des Suizid(versuch)s. Wichtig ist, den Weg durch die Depression zu begleiten und die Zeit der Depression zu nutzen, um so viel über sich zu erfahren, dass neue Depressionen unnötig werden. – Auch das Ende der Manie ist kein unbedingtes Ziel; es kommt ohnehin, weil niemand auf Dauer manisch sein kann. Bei guter Begleitung und Nachsorge ist in sechs Wochen Manie mehr zu erfahren als in einem halben Jahr Psychotherapie. Nicht ob jemand nach der Depression auftaucht oder nach der Manie landet, ist die Frage, sondern wie er es tut.

9. Entsprechend ist es wichtig, sich für gesundheitsfördernde Bedingungen, Beziehungen und Aktivitäten mindestens ebenso einzusetzen wie für Symptombekämpfung.

10. Menschen mit Bipolaren Störungen zu behandeln erfordert meist komplexe Interventionen multiprofessioneller Teams mit strukturübergreifender Kontinuität. Sie profitieren in besonderem Maße von Integrierter Versorgung – ob formalisiert oder nicht. Das neue Angebot der stationsäquivalenten Akutbehandlung (StäB) birgt neue Chancen vor allem dann, wenn es gelingt, auf diese Weise neue Kränkungen zu vermeiden, Ressourcen besser wahrzunehmen und die Angehörigen einzubeziehen. Peer-Begleitung bietet besondere Chancen, Komplexbehandlung ist meistens geboten (siehe das Beispiel am Schluss).

Abbildung 2: **Zehn Thesen zum Verständnis affektiver Psychosen**

Es gibt kein Lebenskonzept, das sicher vor Depressionen schützt, außer ständig zu ringen um das, was dem eigenen Wesen entspricht. Dieses Ringen ist irritierbar und störbar, anfällig und kompliziert. Und es ist nie endgültig gewonnen. Sich vor Unaushaltbarem zu verschließen, sich innerlich zu isolieren oder vermeidend nach vorn zu preschen, all das gehört zum Repertoire des Menschen.

Über dieses grundsätzlich menschliche Potenzial von Depressionen und Manien gibt es aber auch große sozialer Unterschiede hinsichtlich des Schweregrades und des Verlaufs einer bipolaren Störungen: Menschen, die in prekären Lebensverhältnissen leben, weniger materielle und soziale Ressourcen haben sind länger und schwerer krank, haben weniger Zugang zu den notwendigen (insbesondere den psychotherapeutischen) Behandlungsangeboten, erleben längere unnötige und zwangsweise stationäre Unterbringungen.

Wir wissen, dass bedeutende Künstler und Politiker, Kirchenfürsten und Philosophen, Maler und Komponisten, Staatsoberhäupter und Dichter, Wirtschaftsbosse und Schauspieler zeitweilig depressiv oder manisch waren. Der Erfolg schützt nicht vor dieser Erfahrung, zum einen nicht, weil es keinen sicheren, ewigen und endgültigen Erfolg gibt, und zum anderen, weil jeder Erfolg durch die Veränderung unserer Maßstäbe und Erwartungen eingeholt wird. Vielleicht ist es sogar notwendig, dass »Erfolgsmenschen« auch irritierbar sind und bleiben. Vielleicht ist eine wirklich glaubhafte Ausstrahlung auf andere Menschen anders gar nicht möglich. Ob geistig oder künstlerisch besonders begabte Menschen eher von Depressionen und Manien betroffen sind als andere Menschen, wissen wir nicht. Dass sensible Menschen mehr darunter leiden als robuste, dünnhäutige Menschen mehr als dickfellige, versteht sich von selbst. Doch gilt dies für alle psychischen, wahrscheinlich auch für körperliche Krankheiten. Dünnhäutige Menschen reagieren stärker auf Kränkungen, möglicherweise aber auch stärker auf andere Botschaften. Dann wäre nicht nur die Wahrscheinlichkeit höher, psychisch zu erkranken, sondern auch die, sich zu verlieben.

Depressionen und Manien sind dem Wesen des Menschen nahe. Fast jeder kann depressiv und vermutlich auch manisch werden. Die meisten depressions- oder manieerfahrenen Menschen sind in enge Beziehungen eingeflochten. Menschen mit bipolaren Störungen haben häufiger eigene Familien und Beziehungen als Menschen mit schizophrenen Psychosen. Beide Störungen kommen meist in Zeiten zum Ausbruch, die für jeden Menschen kritisch sind. Wir durchlaufen in unserem Leben unvermeidlich Krisen, an denen wir wachsen können, die uns aber auch erheblich verunsichern. Schizophrene Psychosen sind meist im Zusammenhang mit der schwierigen Aufgabe der Loslösung vom Elternhaus zu verstehen; eine eigene soziale Existenz ist oft noch nicht begründet. Affektive Psychosen entwickeln sich eher später, also nach einer gewissen sozialen Verselbstständigung. Krisen in der Partnerschaft oder Veränderungen im System der eigenen Familie können frühere Verletzungen wieder wachrufen und dadurch ein unerwartet großes Gewicht bekommen.

Dem Unterschied in der Entstehungsgeschichte entspricht auch ein gewisser Unterschied in der Bedeutung der Symptomatik:

KURZGEFASST In einer kognitiven (meist noch »schizophren« genannten) Psychose ringen Menschen um die eigene innere Existenz, d. h. um das Gefühl für sich selbst. Die eigenen inneren Grenzen lösen sich auf. In dieser existenziell bedrohlichen Situation ist die Entwicklung paranoider Ängste oder Wahnvorstellungen eine Notlösung in dem Sinn, dass Ängste gebunden und kanalisiert werden und Wahnvorstellungen einen tiefen inneren Konflikt kompromisshaft auflösen oder auch die Konstruktion von Bedeutung beinhalten. In einer Depression oder Manie, auch in affektiven Psychosen, bleibt die Selbstwahrnehmung der eigenen Person bestehen; die Selbstzweifel beziehen sich eher auf den Selbstwert und damit ganz allgemein gesprochen auch auf den sozialen Kontext. Auch diese Zweifel können enorme Tiefe, Durchschlagskraft und existenzielle Bedeutung erreichen. Sie können die ganze Person umfassen und wesentlich verändern. Beide Wege können zu psychotischen Symptomen wie Wahnvorstellungen und paranoiden Beziehungsvorstellungen führen. Dennoch scheint mir der biografische Unterschied in der Entstehungsgeschichte bedeutsam.

Handeln

Da sitzt du mal wieder, träumst vor dich hin,
starrst ins Leere, find'st keinen Sinn,
nichts macht dir Freude, kein Buch und kein Bild,
zusammengesunken, mit Resignation erfüllt,
denkst über Tod, denkst über Leben,
gleichgültig willenlos allem ergeben,
die Freuden von gestern sind plötzlich verschwunden,
spürst nichts mehr von dem, was du jemals gefunden,
bist hohl, nur Gedanken kreisen im Hirn,
Gedanken, die immer ins Leere führ'n,
bist müde und möchtest schlafen gehn,
bloß nicht mehr denken, nicht fühlen, nichts sehen,
bist wieder völlig abgesunken,
tief in deiner Stimmung ertrunken,
weißt nicht, wie diese Stimmung entsteht,
kannst dich entsinnen, dass sie wieder vergeht,
wie irgendein grauer Tag im Regen,
war sie dann irgendwann gewesen.
— Mareille Plotitzko

»Sich duldsam begegnen« – Was kann man selbst tun?

Engelskreise

Das Gedicht von Mareille Plotitzko berührt den dramatischen, oft völlig verborgenen Wendepunkt jeder tiefen Depression: Hilfe ist nicht vorstellbar, Aufmunterung wirkt wie Hohn. Die Gedanken drehen sich im Kreis. Die Zeit erscheint unendlich. Und dennoch kann jede Hilfe nur an der inneren Hoffnung ansetzen, an dem »Entsinnen«, dass auch diese Stimmung wieder vergeht. Bis zu dieser Entdeckung kann viel Zeit vergehen, kann die eigene Geduld und die der Angehörigen, Freundinnen und Freunde sehr beansprucht worden sein. Deren Unterstützung wird benötigt und kann lebensrettend sein. Die Entscheidung, wieder ins Leben zu treten, wieder zu spüren und zu fühlen, nicht mehr alle äußeren Wahrnehmungen zur Bestätigung des eigenen Unglücks zu nutzen, sondern Depression und Manie geschehen, sozusagen vorbeifließen zu lassen, all das wächst im eigenen Inneren.

> *»Es ist nicht möglich, gegen Manien anzukämpfen. Man kann Frühwarnzeichen beachten und sich rechtzeitig auffangen. Doch ist es wichtig, sich auch duldsam zu begegnen, die Manie ein Stück auch geschehen zu lassen.«*

> *»Es ist nicht möglich, in der Depression gegen die Depression zu kämpfen. Dafür fehlt die Kraft. Man kann nur versuchen, sich zu ducken, sich aufmerksam zu begleiten, ein bisschen neben sich zu stehen, zu lernen, was zu lernen ist, um das erstbeste Schlupfloch hinaus zu nutzen, das die Depression einem lässt.«*

> *»Für die Angehörigen und Freunde sieht es so aus, als ob man in der Depression nichts mehr wirklich an sich ranlässt, nicht mehr wirklich sieht und empfindet, was die Menschen um einen herum tun oder lassen. Doch das täuscht. In meinen Depressionen habe ich alle Antennen ausgefahren. Ich kann alles empfangen, spüre genau, wie die anderen reagieren, nur senden kann ich nicht. Ich habe ein Gefühl dafür, was die anderen wohl empfinden, nur mich selbst spüre ich nicht mehr.«*

»Im Nachhinein weiß ich, dass auch die Depression, nicht nur die Manie, ihre Anziehungskraft hat. Wenn zu viel auf mich einstürmte, war ich manchmal fast dankbar, wenn ich in die Depression abgestürzt bin. Ich sage dann auf meine Weise ›Nein, mit mir nicht mehr‹. Ich gebe alle Verantwortung ab, kümmere mich um nichts mehr. In dem Moment ist es schwer anzunehmen, dass das seinen Sinn hat, im Nachhinein kann man manchmal sehen, warum ein so totaler Rückzug sein musste oder wo er zumindest seinen Anfang nahm.«

Sich selbst gegenüber Geduld aufbringen, nicht gegen alles und damit gegen sich selbst ankämpfen, Depressionen und Manie auch geschehen lassen, dabei jede Gelegenheit nutzen, um Energien an sinnvolles Tun zu binden – die Zitate von depressions- und manieerfahrenen Menschen signalisieren eine schwierige Gratwanderung, eine Zumutung an sich selbst und auch ein wenig an andere. Angehörige sollen geschehen lassen? Auch Manien? Wir psychiatrisch Tätigen sollen Geduld üben? Sollen wir etwa Depressionen und Manien von selbst vergehen lassen, also untätig bleiben?

An dieser Stelle möchte ich eine Untersuchung erwähnen, die immer noch herausragend und meine Lieblingsstudie ist: Die anthropologisch orientierten Wissenschaftler Larry Davidson und John S. Strauss (1992) untersuchten chronisch schizophrene Patientinnen und Patienten, die sich nach langer Erkrankung und mehrfacher Hospitalisierung überraschend stabilisierten und ein unerwartet eigenständiges und subjektiv erfülltes Leben zu führen begannen.

Sie versuchten herauszufinden, was diese Wandlung bewirkt hatte. Und sie fanden: nichts! Sie konnten die Veränderung an keiner Psychotherapie, an keinem Medikament, an keiner Institution und an keiner Berufsgruppe festmachen. Erst nach mehrfachen intensiven Interviews konnten sie halbwegs rekonstruieren, wie sich über eine lange Zeit das Selbstbild der Betroffenen Stück für Stück verschob, wie neben dem Selbstverständnis eines kranken Menschen langsam ein zweites konstruktives Selbstbild zu wachsen begann und wie dieses nach langer Zeit und mit mehrfachen Rückschlägen die Führung übernahm. Winzige aufbauende Erlebnisse sammelten sich über einen langen Zeitraum. So wie der oben erwähnte Teufelskreis der Depression sich aus kleinen und kleinsten Ereignissen nährt, gibt es offensichtlich auch den umgekehrten Kreislauf: Kleine aufmunternde Gesten und Bemerkungen, die lange Zeit gar nicht wahrgenommen werden, können im richtigen Moment tief im Inneren auf fruchtbaren Boden fallen. Unbemerkt wächst langsam ein anderes Selbstbild und damit neue Hoffnung. Solche unerwarteten, nicht systematisch begründbaren Wirkungen gibt es auch in den Naturwissenschaften; dort werden sie in der »Chaostheorie« beschrieben. Für die Psychologie könnte man in Anlehnung an Teufelskreise auch von »Engelskreisen« sprechen.

Frühwarnzeichen

Selbsthilfe im engeren Sinne beginnt schon mit der Wahrnehmung von Frühwarnzeichen. Sie können für jeden Menschen unterschiedlich sein. Doch die Erfahrung lehrt, dass vor allem die Sicherung der Grundbedürfnisse eine große Rolle spielt, und zwar für Depressionen und Manien in gleicher Weise. Regelmäßiges Essen und Schlafen sind die wichtigsten Vorsichtsmaßnahmen:

> *»Entscheidend ist für mich mein Schlaf- und Essverhalten: Wenn ich drei Tage nicht schlafe, werde ich manisch. Wenn ich rechtzeitig gegensteuere, kann ich die Manie auffangen. Früher habe ich dann nächtelang durchgearbeitet und nachts noch den Haushalt gemacht. Heute weiß ich, dass mein Schlaf wichtiger ist.«*

Frühwarnzeichen sind nicht von außen zu bestimmen. Sie sind auch nicht von außen zu »trainieren«. Aussagekräftige Frühwarnzeichen sind häufig sehr individuell und persönlich und letztlich nur über die subjektive Bewertung zugänglich. Am ehesten sind sie gemeinsam im Dialog von Erfahrenen, Angehörigen und psychiatrisch Tätigen zu erarbeiten. Das ist jedenfalls eine der Zielsetzungen der Psychoseseminare (Bock u.a. 1997, 1998, 2007). Der Bundesverband der Psychiatrie-Erfahrenen hat verschiedene Workshops organisiert, um ein möglichst breites Spektrum von Frühwarnzeichen zu erfassen. Übrigens spielt dabei die Unterscheidung von schizophrenen und affektiven Psychosen eine eher untergeordnete Rolle.

Die Selbstwahrnehmung von Depressionen ist ein Thema für sich: Im Unterschied zu schizophrenen Psychosen, bei denen die Wahrnehmung stärker verändert ist als die Stimmung, werden Depressionen und Manien häufig als Erstes von den Betroffenen wahrgenommen. Auf irgendeine Weise wird spürbar, dass sich »etwas Wesentliches verändert«. Die Einschätzung, wie schwer die Depression ist und ob Hilfe benötigt wird, fällt in der Regel schwer, wenn Vergleichsmaßstäbe fehlen. An dieser Stelle kann der Austausch in Selbsthilfegruppen oder in Psychoseseminaren lehrreich sein.

KURZGEFASST Mit etwas Erfahrung lässt sich individuell feststellen, ab welchem Schlafdefizit, Verabredungsrhythmus, Aktivitätslevel oder ab welcher Handy-, Taxi- oder Hotelrechnung die Situation kritisch wird. Manchmal helfen regelmäßige persönliche Eintragungen des Schlafs, der subjektiven Stimmung u. Ä. in »Life-Chart-Tabellen« (schriftlich oder am PC). Am wichtigsten ist für viele der regelmäßige Austausch mit und die direkte Rückmeldung von anderen Erfahrenen.

Erste Schritte der Selbsthilfe

Die meisten Ratgeber rücken in den Vordergrund, dass depressive Menschen, sobald sie sich als solche erkennen, möglichst rasch einen Arzt aufsuchen, medikamentöse Hilfe in Anspruch nehmen und diese bis zum Eintreten der Wirkung durchhalten sollen.

Entsprechende Ratschläge an manieerfahrene Menschen gibt es seltener, aus dem einfachen Grund, dass diese aus eigenem Antrieb, wenn es darauf ankommt, solche Broschüren nicht lesen und solche Ratschläge nicht hören wollen.

Ich gehe davon aus, dass die meisten depressions- und manieerfahrenen Menschen schon lange, bevor sie einen Arzt oder Psychotherapeuten aufsuchen, der Stimmungsveränderung auf jeweils sehr eigene Weise entgegenzuwirken versucht haben. Und auch der Besuch bei einem professionellen Helfer kann vielleicht neue Impulse setzen, doch kein Therapeut kann ohne Selbsthilfe und Mitverantwortung eine Besserung von außen bewirken. Das Bemühen um ein neues seelisches Gleichgewicht findet weniger im äußeren Kontakt als im eigenen Inneren statt und erfordert vor allem Zeit und Geduld. Im Psychoseseminar, das zur Vorbereitung dieses Buches mehrmals außer der Reihe tagte, wurden vor allem drei Bereiche genannt, in denen Selbsthilfe gefordert ist:

Minimale soziale Kontakte: Es ist wichtig, wenn irgend möglich, minimale soziale Kontakte zu halten, und seien sie noch so alltäglich. Es ist notwendig, wenigstens ab und zu noch unter Menschen zu gehen und den vollständigen Rückzug zu vermeiden, damit die eigenen Ängste vor Menschen nicht unbeschränkt Macht gewinnen.

Zeitstruktur: Es ist wichtig, irgendeine regelmäßige Tätigkeit beizubehalten, und sei sie noch so ritualisiert und auf »niedrigem

Niveau«, damit die Lähmung der vitalen Kräfte nicht ohne Grenzen fortschreitet und damit das Zeitgefühl nicht alle Konturen verliert.

Aufgabe und Sinn: Es ist wichtig, irgendeine Funktion oder Aufgabe zu behalten, die über den eigenen Horizont hinausweist, und sei sie noch so untergeordnet und »unbedeutend«. Die Sorge für ein Haustier oder eine Blume kann den Weg aus dem eigenen Grübeln und Um-sich-selbst-Kreisen herausweisen, und sei es nur für einen Moment. Die Depression ist ein Gefühl tiefer Sinnlosigkeit; und Sinn ist nicht allein in sich selbst zu finden (Frankl 2005).

Depressionen werden zuallererst wahrgenommen von denen, die depressiv werden. Auch ohne diesen Begriff zu benutzen, haben sie meist eine Ahnung von dem, was in ihnen vorgeht. Sogar Manien werden geahnt, auch wenn die bewusste Erfahrung geleugnet und das Benennen des Zustands eher den Angehörigen überlassen wird. In beiden Fällen – bei Depressionen und Manien – beginnt mit der ersten Veränderung immer auch das Bemühen, zu einer neuen inneren Balance zu kommen. Gewissermaßen sind Depressionen und Manien ja selbst Versuche, das in irgendeiner Weise verunsicherte innere Gleichgewicht wiederherzustellen, wenn auch anders, starrer oder chaotischer, als vorher und um den Preis reduzierter oder gesteigerter Dynamik. Ohnehin geschehen psychologische und physiologische Prozesse in ständigen systemischen Regelkreisen von Verunsicherung und Sicherung, Labilität und Stabilität, Störung und Lösung. Insofern beginnt zugleich mit einer Depression und Manie auch der Weg hinaus, beginnt mit der Krankheit auch die Selbstheilung und beginnen lange vor jeder therapeutischen und professionellen Hilfe erste kleine Ansätze der Selbsthilfe.

Zu diesen ersten Schritten gibt es inzwischen verschiedene, mehr oder weniger überzeugende professionelle Ratschläge. Der Wichtigste ist, dass die Schritte so klein wie möglich sein sollten, um Aussicht auf Erfolg zu haben.

Im Folgenden werden einige dieser Ratschläge aufgeführt. Sie sind professionellen Ratgebern entnommen und als eine mehr oder weniger willkürliche und banale Sammlung zu betrachten, die zu eigenen Ideen anregen soll:

- Akzeptieren Sie, dass Sie an einer Depression erkrankt sind.
- Nehmen Sie den Begriff »Krankheit« als Entlastung.
- Akzeptieren Sie den aktuellen Zustand. Nur so gewinnen Sie Kraft, ihn zu verändern.
- Überfordern Sie sich nicht.
- Lassen Sie sich von niemandem überfordern, weder von Angehörigen oder Kollegen noch von Therapeuten.
- Sprechen Sie aus, wenn Sie sich in einem Gespräch überfordert fühlen, auch wenn es sich um ein therapeutisches Gespräch handelt.
- Lernen Sie, Nein zu sagen, gegenüber der Familie, Besuchern und anderen Personen.
- Treffen Sie jetzt keine grundlegenden und unwiderruflichen Entscheidungen.
- Vermeiden Sie Ortswechsel wie Reisen oder Umzug. Achten Sie auch in kleinen Dingen auf das, was Ihnen guttut.
- Hören Sie die Musik, die Ihnen guttut.
- Achten Sie auf Farben, die beruhigend und entspannend wirken.
- Gibt es Gerüche, Parfums oder ätherische Öle, die Sie mögen?
- Achten Sie darauf, dass Ihre Wohnung insbesondere im Winterhalbjahr angemessen hell ist.

- Wenn Sie religiös sind, können Gebete und Gespräche mit einem vertrauten Seelsorger innere Ruhe fördern.
- Setzen Sie sich jeden Tag winzig kleine, machbare, positive Ziele.
- Loben Sie sich für jeden kleinen Schritt, und belohnen Sie sich.
- Lassen Sie sich nicht sofort entmutigen, wenn etwas nicht klappt. Niemand ist perfekt.
- Wenn Sie häufiger ans Sterben denken müssen, vertrauen Sie sich anderen an, rufen Sie Freunde, Therapeutinnen oder Seelsorger an.
- Haben Sie keine Scheu, sich anderen anzuvertrauen, wenn sich die Gedanken an den Tod verstärken.
- Vermeiden Sie unnötige Belastungen und alles, was die depressive Stimmung verstärken könnte. Denken Sie immer daran, dass eine Depression eine vorübergehende Erkrankung ist.
- Versuchen Sie, Schritt für Schritt aktiv zu werden, und achten Sie darauf, sich nicht zu überfordern.
- Stellen Sie sich dafür einen realistischen Tages- und Wochenplan auf.
- Machen Sie eine Liste mit jenen Tätigkeiten, die geeignet sind, Sie zu entlasten und zu beruhigen (Malen, Töpfern, Musikhören, Gartenarbeit, Spazierengehen usw.).
- Suchen Sie eine Ärztin oder einen Therapeuten auf, die oder der sich Zeit für Sie nimmt.
- Wenn Sie ein Antidepressivum einnehmen, lassen Sie sich und dem Medikament Zeit für die Wirkung. Und: Antidepressiva machen nicht körperlich abhängig.
- Lassen Sie sich nicht mit Medikamenten allein abspeisen.

- Besuchen Sie, sobald Sie sich das zutrauen, eine Selbsthilfegruppe oder ein Psychoseseminar. Die Auseinandersetzung mit Menschen mit gleicher Erfahrung kann Sie entlasten.

Diese Ratschläge aus professionellen Ratgebern sind richtig und falsch zugleich. Sie sind zum Teil banal und selbstverständlich und können in einer schweren Depression dennoch als Hohn und Zumutung empfunden werden. Ratgeber können den spezifischen depressiven Teufelskreis eben nicht außer Kraft setzen: Der viel zitierte kleine Schritt wird dann eben doch so gewählt, dass er zur Niederlage führt. Nur in der Reflexion mit anderen kann es gelingen, Schritte so zu definieren, dass der Erfolg unvermeidlich sein wird. Ratgeber können die heilende Kraft einer (therapeutischen) Beziehung oder Gruppe nicht ersetzen.

Vorbeugung

Häufig wird Vorbeugung mit medikamentöser Phasenprophylaxe gleichgesetzt. Lithium, Valproinsäure und Carbamazepin sollen vor allem bei eindeutigen, relativ gut abgegrenzten depressiven oder besser noch manisch-depressiven Phasen, die nicht allzu weit auseinanderliegen, vorbeugend wirken und vor allem die Spitzen der Phasen dämpfen. Die therapeutische Breite der Wirkstoffe ist relativ gering und es gibt etliche Nebenwirkungen (siehe das Kapitel dazu). Die statistische Wahrscheinlichkeit einer erneuten Erkrankung liegt mit Phasenprophylaxe niedriger als ohne. Eine Wirkung ist aber keineswegs sicher. Johannes Kipp und Kollegen empfehlen, »die medikamentöse Phasenprophylaxe nur so lange fortzusetzen, wie eine überzeugende Reduktion der Phasenhäufigkeit erreicht wird« (Kipp u.a. 2012, S. 141).

Die chemische Prophylaxe kann die therapeutische Beziehung nicht ersetzen. Umgekehrt kann die Beziehung zu einer Therapeutin oder einer Gruppe dazu beitragen, dass eine notwendige Medikation beibehalten und nicht vorzeitig abgesetzt wird. Bei reaktiven Depressionen geht es ohnehin vor allem darum, Bedingungen zu schaffen, die ein Erleben der Trauer zulassen und helfen, für das eigene Lebenskonzept die angemessenen Schlüsse aus der Krise zu ziehen. Aber auch der phasische Verlauf einer Depression, also das mehrfache Erleben von deutlichen Stimmungsschwankungen in eine oder beide Richtungen ohne unmittelbar erkennbaren Anlass, deutet in aller Regel auf ein wenig ausgewogenes und wenig zufriedenstellendes Lebenskonzept hin.

Insofern sollte eine Depression ein Anlass sein, eben dieses Konzept zu überprüfen und kritisch zu fragen, ob die eigenen, ganz persönlichen Maßstäbe hinsichtlich Leistung und Emotionalität genügend Gültigkeit haben. Selbst wenn die Depression aus heiterem Himmel zu kommen scheint, gibt es bei genauerem Hinsehen doch Wolken, deren Charakter zu ergründen lohnt. Ein Problem ist nur, dass in einer akuten Depression vielleicht die Motivation zu stützenden therapeutischen Gesprächen da ist, die krankheitsbedingte Hoffnungslosigkeit aber neue Erkenntnisse zu erschlagen droht, während in der Phase danach die alten Abwehrmauern oft beeindruckend schnell wieder hochgezogen werden, sodass die Motivation wieder dahinter verschwindet. Weiteren Phasen psychotherapeutisch vorzubeugen kann daher am ehesten gelingen, wenn der Psychotherapeut oder die Psychotherapeutin kontinuierlich zur Verfügung steht. Ähnliches gilt auch für die Manie; hier ist es vor allem die Scham, die den späteren Weg zum Therapeuten blockiert. Die in der akuten Phase möglicherweise unter stationären Bedingungen geknüpfte therapeutische Beziehung kann dann helfen, das »brisante Material«, das Depression und Manie ans Tageslicht gebracht haben, zu bewahren und über einen längeren Zeitraum hin auf die konkreten Lebensbedingungen zu beziehen.

In diesem Sinne meint Vorbeugung oder Prophylaxe schlicht das Bemühen um ein Leben, das an den eigenen statt an fremden Maßstäben orientiert ist.

Selbsthilfegruppen

Lange Zeit haben Depressions- und Manieerfahrene, wenn sie überhaupt an Selbsthilfegruppen interessiert waren, am ehesten Platz bei den EA-Gruppen (Emotions Anonymous) gefunden, einer Organisation, die nach Inhalt und Struktur den Anonymen Alkoholikern gleicht. Seit der Gründung des Bundesverbandes der Psychiatrie-Erfahrenen (BPE) und vor allem mit der Bewegung der Psychoseseminare haben sich viele auch in diesem Kontext engagiert. Außerdem sind in den letzten Jahren vermehrt spezielle Selbsthilfegruppen von depressions- und manieerfahrenen Menschen entstanden. Ich glaube, dass das zum einen mit einem allgemeinen Zuwachs an Selbstbewusstsein bei psychisch erkrankten Menschen zu tun hat, zum anderen auch Ausdruck einer langsam, aber sicher veränderten Kultur auf psychiatrischen Stationen ist: Eine moderne Behandlung von Depressionen und Manien kann die Eigenverantwortung der Patientinnen und Patienten nicht mehr leugnen und bemüht sich mehr als früher darum, der krankheitstypischen sozialen Isolation entgegenzuwirken. Patienten, die in der akuten Phase, zum Beispiel auf einer Station, Gruppengespräche kennengelernt haben, sind sehr viel eher bereit, sich später Selbsthilfegruppen anzuschließen (Kipp u.a. 2012, S. 141).

Spezielle Selbsthilfegruppen für Menschen mit bipolarer Erfahrung und auch entsprechende Netzwerke im Internet haben eine große Bedeutung hinsichtlich Reichweite und präventiver Wirkung. Sie stehen niedrigschwellig und langfristig zur Verfügung, nutzen die vorhandenen sozialen Kompetenzen und wirken als Gemeinschaft von Menschen in unterschiedlichen Phasen der krankheitstypischen Störung der Zeitwahrnehmung entgegen – in dem Sinne, dass die Absolutheit von Depression und Manie im Spiegel der anderen relativiert wird.

In der Vorbereitung dieses Buches habe ich Vertreterinnen und Vertreter einer Selbsthilfegruppe kennengelernt und war von ihrer Kultur, offen, aber nicht schonungslos, frei, aber nicht aggressiv gemeinsam über sich nachzudenken, sehr beeindruckt. Von dieser Gruppe stammt auch die sehr selbstbewusste Positionsbestimmung gegenüber den Angehörigen im nächsten Abschnitt.

Hinrich N.: Mein Weg durch Manie und Depression

»Ich gelte als schizoaffektiv. Ich habe Psychosen gehabt, Depressionen und Manien. In der Psychose war ich Jesus. Fühlte mich verantwortlich für alle. Und war am Ende nicht mehr mit den Füßen auf dem Boden. Dann fand ich mich plötzlich in der Psychiatrie wieder – fixiert und vollgedröhnt. Von der Allmacht zu Garnichts. Ein rasanter Absturz. Später habe ich dann eher Manien und Depressionen erlebt.

Unterschiedliche Bedeutung der verschiedenen Phasen

Hinsichtlich der zeitlichen Länge waren beide Phasen gleich. Von der Bedeutung her waren die Manien wichtiger. In den Depressionen passiert doch immer nur das Gleiche. In der Manie war erst mal alles faszinierend. Ich hatte ein erhöhtes Bewusstsein und habe in der Zeit große Entwicklungsschritte gemacht. Später wurde ich dann immer unruhiger.

Die Beziehung zu meinen Eltern veränderte sich in den Manien. Ich gewann mehr Selbstbewusstsein. Vorher bestand ich nur aus Zweifeln. Auch als Kind war ich eher unsicher, habe kaum gesprochen. Jetzt kann ich reden. Die Manie war ein Stück Befreiung. Und ein Teil davon hat überdauert. Ich hatte sicher keine besonders extremen Phasen. Bei mir hat sich meist alles gemischt – Psychose, Depression und Manie.

Trotzdem hatte ich es nicht leicht. Ich hatte massive Gewaltfantasien, meist gegen mich selbst, manchmal auch gegen andere. Ausgelebt habe ich diese Fantasien nie. In den Depressionen habe ich mich manchmal hingesetzt und mir über längere Zeit ausgemalt, wie ich mich quäle. Danach ging es mir besser. Das war wie ein Zwang oder eine Sucht. Die Fantasien, die sich gegen andere richteten, waren meist nur kurze Impulse während manischer Phasen.

Eigene Erklärung

Ich habe über längere Zeit Druck aufgebaut. Als Kind war ich sehr zurückhaltend, habe kaum etwas gesagt. Als Jugendlicher war ich Punk, dadurch zumindest äußerlich offensiver. Ich hatte immer eine starke Sehnsucht nach Befreiung. Und gewissermaßen habe ich sie so gefunden. Das war kein leichter Weg. Aber Schritt für Schritt habe ich mehr von mir mitbekommen.

Was war hilfreich?

Was mir bei den Psychosen geholfen hat, kann ich gar nicht sagen. Die Psychiatrie hat mich in gewisser Weise geschützt. Aber geholfen habe ich mir selbst. Ich habe schon irgendwie darauf geachtet, dass mir nichts passiert. Zum Beispiel habe ich mich in der Psychose gefühlt wie ein Vogel. Aber irgendwie spürte ich: Probier's lieber erst mal mit der Treppe und nicht gleich mit dem Hochhaus.

In der Depression hat mir geholfen, wie meine Mutter und meine Schwester mit mir umgegangen sind. Sie haben mir Raum gelassen, mich zurückzuziehen. Haben mich halbwegs akzeptiert, wie ich war. Meine Schwester hat mich manchmal mitgenommen nach draußen. Bei Alltagssachen haben sie versucht, mich einzuspannen. Aber vor allem haben sie mir Zeit gelassen.

Aufschreiben hat mir geholfen. Immer schossen mir Gedanken und Wörter durch den Kopf. Das Aufschreiben war ein Weg, sie loszuwerden. Später habe ich mich dann auch mit den Psychoseinhalten beschäftigt. Irgendwie war ich immer auf der Suche nach Wahrheit. Später, in den manischen Phasen kamen dann auch Humor und Kreativität mit ins Spiel. Meine Art, zu schreiben, veränderte sich und wurde leichter.

In der Depression brauchte ich Menschen, die einfach da waren und zeigten, dass sie an mich dachten. Die Besuche von einer Klassenkameradin taten gut. Ich konnte in dieser Phase selbst keinen Kontakt aufnehmen.

Außerdem gab es ein Buch, das mich fasziniert hat: *Schönheit der Verwilderung* von Henning Boëtius.

Erfahrung mit professioneller Hilfe

Mit den Ärzten in der Klinik konnte ich nichts anfangen. Das liegt leider oft an der Struktur, dass man an die nicht rankommt. Außerdem spürte ich mich nicht bei den Gesprächen. Aber in der ersten Klinik gab es einen Kunsttherapeuten, mit dem habe ich Bilder gemalt. Und bei dem habe ich gespürt, dass er sich für mich interessiert, für mich als Person, und nicht nur dafür, dass die Krankheit möglichst rasch verschwindet. Da ging es auch nicht um Kontrolle, da war Wärme. Manchmal war ich hinterher ganz aufgelöst, aber es hat mir gutgetan. Ich konnte etwas von mir ausdrücken, klarkriegen und dann auch aussprechen.

Außerdem gab es eine Gruppe, die nannte sich ›Soziale-Kompetenz-Gruppe‹. Dort konnte man üben, sich sicherer zu verhalten. Diese Gruppe hat mir Mut gemacht.

Später war ich noch in einer anderen Klinik, die etwas esoterisch ausgerichtet war. Dort ging es viel um Körperwahrnehmung, aber gar nicht so sehr um ganz anspruchsvolle Übungen. Ganz einfache Sachen haben wir gemacht, nur um den Körper wieder mehr zu spüren. Später kam dann noch eine Rhythmusgruppe dazu. Wir haben geklatscht und getrommelt, auch relativ einfache Sachen. Mich hat das fasziniert. Ich konnte ausprobieren, wie es ist, aus der Reihe zu tanzen, konnte mir erlauben, stecken zu bleiben und wieder einzusteigen.

Innehalten

Ich habe sehr intensiv die Bibel gelesen, mich dann aber auch mit anderen Religionen beschäftigt. Auf diesem Weg bin ich zum Meditieren gekommen. Es gibt sehr verschiedene Meditationen. Man kann sich auf den Atem konzentrieren, auf die Stille oder auf bestimmte Sätze. Allen gemeinsam ist, dass man versucht, bestimmte Gedanken durch sich durchziehen zu lassen. Man lernt, sich nicht durch alles und jeden beirren zu lassen. Mir tut das inzwischen sehr gut, vor allem in Situationen, die mich früher aus dem Gleichgewicht gebracht haben. Ich merke jetzt schneller, dass etwas nicht stimmt, kann innehalten und zur Ruhe kommen.«

Was können Angehörige tun?

Diesen nun folgenden Text habe ich von Reinhard Gielen zugeschickt bekommen. Er hat selbst Erfahrungen mit Depressionen und Manien. Wir kennen uns aus dem Hamburger Psychoseseminar. Der Text wurde in seiner Selbsthilfegruppe erarbeitet. Ich habe ihn ohne Veränderungen übernommen, weil so am besten die authentische Position von Erfahrenen kennenzulernen ist. In meinen Augen wird damit besser die Ambivalenz zwischen Erwartung und Abgrenzung gegenüber Angehörigen deutlich. Natürlich sind die aufgelisteten Ideen und Forderungen nicht einfach auf jeden Einzelfall zu übertragen. Vielmehr gilt es, jeweils neu auszuhandeln, was wer von wem will und was wer wie leisten kann und will.

»Angehörige haben oft eine hilfreiche Stellung und können ebenso Kontraproduktives tun. Unter Angehörigen verstehe ich immer auch Partnerinnen, Kinder, Eltern, Geschwister, gelegentlich sogar Freundinnen, die sich ja manchmal wie Angehörige verhalten. Manisch-depressiv Erfahrene wollen im weitesten Sinn freundlich behandelt werden. Was heißt das nun?

Manie und Depression: Während beider Phasen halten manisch-depressiv Erfahrene die folgenden Aspekte für vorrangig:

- Offenheit anbieten,
- Flexibilität versuchen,
- Toleranz üben, besonders gegenüber den eigenen Frustrationen,
- eine positive Gesprächsbasis suchen,
- zufrieden sein damit, ›das Schlimmste‹ verhindert zu haben.

Manie: Während der Manie ist aus der Sicht von Betroffenen außerdem noch zu beachten:

- Angehörige sollten sich so authentisch verhalten, wie sie nur können. Es hilft den Betroffenen, den eigenen verlorenen Standort wieder wahrzunehmen und dann neu zu bestimmen. Angehörige begleiten, ohne direkt einzugreifen. Betroffene werden leicht wild, wenn sie sich eingeschränkt glauben.
- Wegen der hohen Ausgaben könnten Angehörige versuchen, freiwillige Beschränkungen wie Geldeinteilung, Abgabe der Kreditkarte, Scheckkarte etc. zu vereinbaren.
- Betroffene führen Dauertelefonate oft in exzessiver Zahl. Für die oft hohen Kommunikationskosten lässt sich u. U. ein persönliches Limit der Telefongebühren vereinbaren (Zähler).
- Angehörige können deeskalierend wirken, ›herunterholen‹, indem sie das vorgelegte ›emotionale‹ Tempo zu vermeiden versuchen bzw. sich nicht davon anstecken lassen.
- Sie können versuchen, Vereinbarungen über die täglichen Dinge zu treffen. Sie sollten deren Einhaltung nicht kontrollieren, aber doch ›Verstöße‹ ansprechen.
- Angehörige sollten sich so weit abgrenzen, dass Menschen in der Manie die Grenzen der Menschen in ihrer Umgebung wahrnehmen können und nicht überschreiten.
- Angehörige fühlen sich oft ausgeliefert. Sie glauben, auf ›die Situation‹ keinerlei Einfluss zu haben. Subjektiv verständlich, objektiv nicht richtig, weil sie sich als Person einbringen können. Sie können sich stärken, zu sich finden, sich aufbauen zum Beispiel durch eine Selbsthilfegruppe für Angehörige oder den Trialog. Hilfe holen und Ängste abbauen durch Aufklärung.
- Angehörige tun etwas für Betroffene, wenn sie bewusst Bodenhaftung behalten. Sie sollten sich nicht von der sie umgebenden Betriebsamkeit und Hektik anstecken lassen. Sie sollten versuchen, stoisch zu sein.

- Die Betroffenen bedürfen der Rückmeldung über den Standort – in der Beziehung, in den menschlichen Verhältnissen.
- Mit Kindern – auch mit kleineren Kindern – sollte offen, aber nicht Angst machend gesprochen werden. Sie beobachten meist mit viel sensibleren Sensoren, als Erwachsene dies für möglich halten. Kindern sollte ermöglicht werden, sich zeitweilig emotional zu distanzieren.
- Angehörige sollten sich auch an eventuellen Misserfolgen orientieren.
- Eine kleine Prise Humor lässt manches leichter ertragen, auch ohne sich vom übertriebenen Frohsinn anstecken zu lassen.
- Hilfreich ist eine vorsichtige Sprache: Betroffene nicht reizen, schnell, knapp, jedenfalls kurz, aber höflich formulieren, jedenfalls aber ohne jeden Anflug von Befehlston, mit präzisen klaren Fragen und Informationen.
- Nicht alle Lebensbereiche sind gleich brisant: Längere Leine lassen auf risikolosem Gelände!

Depression: Während der Depression haben aus der Sicht von Betroffenen die folgenden Vorschläge Bedeutung:

- Angehörige sollten im Rahmen ihrer sicher beschränkten Möglichkeiten versuchen, sich in die Betroffenen hineinzufühlen und Geduld und Verständnis aufzubringen.
- Sie sollten nicht ungeduldig sein, wenn die Betroffenen Aufgaben in Beruf oder Haushalt nicht erschöpfend erfüllen können. Die Entlastung der Betroffenen bringt viel mehr ein, als sich Angehörige ›von außen‹ vorstellen können. Eine zusätzliche Belastung aber ist die Aufforderung: ›Reiß dich doch zusammen, lass dich nicht so gehen.‹ Eine Depression hat nichts mit Willensschwäche zu tun: Die Betroffenen haben eine Depression und

können wirklich nicht anders. Aber die Depression ist behandelbar und so kann sich auch in absehbarer Zeit etwas ändern.

- Sprechen Sie mit Kindern über die Störung/Krankheit. Auch kleine Menschen verstehen, dass es sich um eine Störung/Krankheit handelt und dass nicht etwa die Kinder ›schuld‹ sind. Kindern sollte ermöglicht werden, emotional vorübergehend auf Distanz zu gehen. Dies bietet einen zeitweiligen Schutzmantel für die Eltern-Kind-Beziehung. Die Beziehung leidet so weniger.
- Wichtig ist, mit allen Beteiligten über auftretende Problemfelder zu sprechen: Beruf, Haushalt, Finanzen, unerledigte Alltagsgeschäfte ...
- Bitte im Freundes- und Bekanntenkreis den Gesprächen über die veränderte Situation nicht aus dem Weg gehen. Über Probleme offen reden. Keine Ablenkungsversuche oder verkorkste Aufheiterungen. Natürliche Autorität walten lassen.
- Betroffene können im Rahmen ihrer Möglichkeiten Freunde und Bekannte über die eigene Depression informieren, wenn es ihnen denn möglich ist. Nicht entmutigen lassen, Kontakte zu halten; spätestens wieder damit anfangen, wenn man aus der Depression ›auftaucht‹.
- Sie können Selbstmordandeutungen nicht ausreden, aber ernst nehmen. Die Betroffenen haben vermutlich schwerwiegende Probleme. Zuhören nützt der Beziehung. Gehörtes ggf. dem Therapeuten mitteilen. Besser: den Klienten dazu bringen, dies selbst zu tun.
- Versuchen Sie, die Betroffenen schrittweise wieder in Aktivitäten einzubeziehen, möglichst ohne Überforderung. Ablenkung von depressiven Grübeleien führt weiter als alles Reden. Die Gesellschaft vieler anderer Menschen halten die Betroffenen derzeit nicht sehr lange aus.«

Weg der Heilung:
Wenn Liebe spürbar wird im Gegenüber,
kein intellektuelles Gaffen von oben, sondern Empathie.
Empathie ist hörbar, sichtbar und spürbar
von der ersten Sekunde an,
es ist wie ein spontanes Verlieben.
Da ist plötzlich ein Mensch, der deine Seele zum Klingen und Schwingen bringt
und das Ganze dann auch noch mit dir teilt und aushält.
Das Leben bekommt eine andere Dimension
von Gemeinsamkeit und Getragenwerden.
Die Einsamkeit ist beendet.
Verständnis, Lauschen,
die richtige Frage, lachend und weinend,
alles gehört dazu.
Dann noch Trost und Hoffnung spenden.
Es klingt wie ein priesterlicher Akt, oder?
— Ina

Ich muss
ich will
eine Weile
in der
zwielichtigen
Zone des Zwiespalts
zappeln –
wohin
zittern die
Zeiger.
— Christine

Kraft der Zuwendung

Sind Menschen in Depressionen und Manien überhaupt empfänglich für die Zuwendung ihrer Angehörigen? Und woher sollen Angehörige ihrerseits die Kraft für die Zuwendungen nehmen? Diese Fragen sind selbstverständlich nicht pauschal zu beantworten. Nehmen und Geben ist eingebunden in eine wechselhafte Beziehungsgeschichte. Entsprechend unterschiedlich fallen die folgenden Antworten von Depressions- und Manieerfahrenen aus, geben insgesamt aber einen Einblick und damit für Angehörige auch ein wenig Orientierung.

> *»Man bleibt auch in Manien empfänglich für andere: Wenn man zum Beispiel von den Angehörigen Egoismen wahrnimmt, wird zusätzlich Trotz mobilisiert und so die Manie angeheizt.«*

> *»In der Depression erlebe ich das so, dass sich alle Freundinnen von mir zurückziehen, weil sie nichts mit mir anfangen können. Wenn ich mich dann in der Manie ganz super fühle, dann kommen viele und lassen sich mitreißen. Die zehren dann mit von meinen Kräften.«*

> *»Außenstehende können nicht helfen, auf keinen Fall oberflächlich ermuntern, das wirkt wie Hohn. So entstehen nur Zwickmühlen.«*

> *»Mir reicht es, wenn der andere einfach ›nur‹ da ist, mit Körper und Geist und mit Liebe. Liebe hilft sogar, wenn sie von Profis kommt.«*

> *»Bitte keine Ratschläge. Ratschläge sind auch Schläge!«*

> *»In Manie kann man kaum aushalten, wenn andere sich um einen kümmern. Präsenz geht auf die Nerven. Nähe ist lästig. Und trotzdem ist meine Freundin auch in der Manie liebevoll und geduldig mit mir umgegangen. Gegenüber all meinen vielen Ideen war sie neutral, hat*

sie nicht bewertet, ist aber auch nicht übertrieben darauf eingegangen. Sie ist fließend mit mir gegangen, war weich zu mir, hat mich ausgehalten, ist meinen Aggressionen mit Liebe begegnet.«

»Für mich war es wichtig, nicht verurteilt zu werden. Ich wollte keine Urteile hören. Gut war, wenn jemand es schaffte, mir in der Manie klar und sachlich einen Spiegel vorzuhalten. Auch wenn ich das nicht hören wollte, blieb doch manches hängen.«

Manche professionellen Ratgeber machen es sich leicht und den Angehörigen schwer. »Psychotherapie beginnt nicht erst beim Psychotherapeuten, helfen auch Sie mit Ihrer Zuwendung!«, heißt es verführerisch in einem der einschlägigen Ratgeber von Pharmafirmen. Zuwendung hilft, das ist ohne Frage richtig. Doch geschieht dies auf professioneller Basis, als quasi-psychotherapeutisches Angebot, verhalten sich Angehörige also wie professionelle Helfer, dann ist der depressive oder manische Mensch im Begriff, etwas zu verlieren, das viel wichtiger ist als Psychotherapie, nämlich die authentische Beziehung zu einem Angehörigen oder einer Freundin. Es mag lehrreich sein, auf Basisregeln der Psychotherapie zu verweisen, doch eigentlich nur deshalb, weil es sich um die Basisregeln gesunder Beziehung überhaupt handelt, die Psychotherapeuten dem normalen Leben entliehen haben. Nur: Im normalen Leben finden sich andere Grenzen, weil sich da nicht ein Therapeut gegen Bezahlung ein paar Stunden zur Verfügung stellt, sondern ein Familienmitglied aus größter Nähe ohne Abgrenzung Gefahr läuft, sein eigenes Leben zu opfern.

Authentizität, das Zauberwort für Therapeutinnen und Therapeuten, bedeutet im realen Leben also vor allem, rechtzeitig auf die eigenen Grenzen zu achten.

Ein eingespieltes Paar

Eine Frau von mittlerem Alter hatte jahrelang durch eigene Doppelbelastung den beruflichen Aufstieg ihres Mannes ermöglicht. Inzwischen war er beruflich etabliert und die gemeinsamen Kinder gediehen gut. Sie aber wurde depressiv. Er umsorgte sie, verschaffte ihr Ruhe und »schmiss den ganzen Laden mit links«. Sie wurde manisch. Nun war die Verzweiflung auf seiner Seite.

Zum Zeitpunkt eines gemeinsamen Gesprächs hatten sich die Phasen schon mehrfach wiederholt. Ich hatte das Bild eines Paternosters vor mir: Wenn die eine Kabine hochfährt, geht die andere runter. Und beide begegnen sich nur kurz. Beide hingen am selben Seil bzw. beide maßen sich am gleichen Maßstab und konnten sich dennoch nicht mehr wertschätzen. Beide wünschten sich Nähe und rasten aneinander vorbei. Das vorgelegte Tempo machte mich schwindelig, das vergebliche Ringen weckte in mir Traurigkeit. Und die scheinbare Absolutheit des Maßstabs »Leistungsfähigkeit« ließ mich ratlos und ohnmächtig werden.

Gleichzeitig schoben beide mir als Therapeuten Verantwortung zu: Ich sollte doch mal zeigen, was ich »draufhabe«, was ich leisten kann. Doch je mehr ich mich ins Zeug legte, desto sicherer konnte ich sein, dass einer von beiden meine Ideen und Bemühungen zunichte machte. Gewissermaßen hatte sich die manisch-depressive Thematik nun zwischen uns etabliert.

Erst als ich meine Ohnmacht bekannte, konnten wir den absoluten Maßstab der Leistungsfähigkeit zum Thema machen. Auf dem Umweg über meine eigenen Empfindungen konnte ich dazu beitragen, die versammelte Traurigkeit und das vergebliche Ringen um Nähe zum Thema zu machen. Und ich begann zu ahnen, dass therapeutische Arbeit mit manisch-depressiven Menschen eine Gratwanderung in mehrfacher Hinsicht bedeutet – zwischen den Bedürfnissen und Maßstäben der einzelnen Familienmitglieder und zwischen der Wahrnehmung meiner eigenen Stimmung und den abgewehrten Gefühlen der anderen.

Die Situation der Kinder

Kinder entwickeln im Umgang mit einer depressiven Mutter oder einem manischen Vater oft erstaunliche Kompetenzen. Manchmal können sich die familiären Rollen regelrecht vertauschen. Das dabei entstehende Einfühlungsvermögen mag im Rückblick sogar als Schatz anzusehen sein. Wie sehr gleichzeitig kindliche Bedürfnisse auf die Dauer zu kurz kommen, hängt von vielen Faktoren ab, unter anderem von Zeitpunkt und Dauer der elterlichen Erkrankung, vor allem aber davon, ob weitere Vertrauenspersonen zur Seite stehen.

Die folgenden Zitate offenbaren das Spannungsfeld von kindlicher Hilfsbereitschaft und Ohnmacht und lassen die Grenze ahnen, bis zu der Kinder belastbar sind.

> *»Im Alltag haben wir Geschwister in den schwierigen Zeiten alles allein geregelt, das war dann manchmal auch ein sehr erhabenes Gefühl. Meine Schwester konnte besser auf Durchzug schalten als ich. Ich habe mich sehr darum bemüht, meine Mutter bei Laune zu halten, habe immer wieder das Gespräch mit ihr gesucht. Manchmal konnte ich sogar die Phasen hinauszögern. Aber am Ende stand dann immer die tiefe Ohnmacht vor der Depression. Das war abgründig grauenvoll. Mein Vater hat sich sehr in die Arbeit gestürzt, hat immer gut funktioniert. Er hat zu ihr gestanden und war zugleich völlig überfordert. Später haben wir dann auch gelegentlich über die Situation sprechen können.«*

»Meine Mutter starb, als ich zwölf Jahre alt war. Ich wusste, dass sie sich das Leben genommen hat, aber gesagt hat man mir etwas anderes. Es stand ein einziges Fragezeichen über der ganzen Sache. Erst viel später hat mir ein Freund die Wahrheit gesagt. Es ist das Schlimmste, was man machen kann, Kinder zu belügen, und es ist falsch, sie zu schonen. Das hing mir wie ein Stein am Bein mein ganzes Leben lang.«

»Das Schlimmste war für mich festzustellen, da ist ein Mensch, den man kennt und mag, und in diesen Phasen ist er jemand ganz anderes!«

»Eigentlich, wirklich, seit ich denken kann, habe immer eher ich meine Mutter getröstet als meine Mutter mich … Manchmal habe ich sie behandelt wie ein kleines Kind: Nun hör mal zu, das siehst du jetzt falsch, das ist gar nicht so, wie du denkst … Also jetzt setzt du dich erst mal hin und nimmst deine Tabletten.«

»Meine Gefühle zu meiner Mutter waren sehr widersprüchlich. Da war so eine Mischung aus Mitleid und Fassungslosigkeit: Das kann doch nicht wahr sein, dass sich jemand in einer Woche so verändern kann. Und dann war da manchmal auch eine richtige Ablehnung, dass man froh ist, sie mal nicht sehen zu müssen, wenn sie mal zwei Stunden oben im Bett war.«

»Zum Schluss ist es sogar so, dass man nichts anderes wünscht, als dass sie ins Krankenhaus kommt, weil das gar nicht mehr zu ertragen ist. Und ich kann das auch gar nicht verantworten oder will es auch gar nicht verantworten müssen. Ich kann nicht 24 Stunden auf meine Mutter aufpassen, und ich kann es aber auch nicht verantworten, dass sie sich irgendwie was antut.«

In diesen Zitaten wirkt fast beruhigend, dass Kinder sich auch mit gesundem Egoismus abzugrenzen verstehen. Allerdings können Kinder mit ihrer direkten Emotionalität manchmal auch die Mauern der Depression überwinden:

> *»Durch väterliche Weltuntergangsstimmung verdüstert, waren wieder lange Tage vergangen, als ich sehr traurig wurde. Ich tat nichts, um es zu verbergen. Da schien meinem Vater, der offensichtlich erschrocken war, ein Licht aufzugehen – auf einmal war er wie ausgewechselt: zartfühlend, teilnahmsvoll und warm. Meinen Vater in seiner ganzen Vielschichtigkeit zu erleben und die unterschiedlichsten Facetten seines Wesens als zu ihm gehörig zu betrachten – ihn nicht als krank, verrückt oder depressiv abzustempeln –, das hat mir wohl geholfen, große Widersprüchlichkeiten auszuhalten und in mir leben zu lassen.«*

Die meisten Äußerungen stammen von inzwischen erwachsenen Kindern von depressiv oder schizoaffektiv erkrankten Eltern. Eine Untersuchung (Wirth & Jungbauer 2016) ergab, dass die Kinder die Erkrankung als belastend erlebten, zumindest im Nachhinein aber auch als eine Herausforderung, an der sie wachsen konnten. Voraussetzung war, dass dritte Personen zur Unterstützung und Entlastung bereit waren. Viele beklagten, dass sie nicht offen über die Krankheit ihrer Mütter oder Väter aufgeklärt worden seien: »Leugnen war die Lösung. Wenn man nicht über das Problem redet, gibt es kein Problem« (ebd., S. 38).

Anhaltspunkte für Angehörige

Die Botschaft einer depressiven Person an ihre Umgebung kann man etwas überspitzt in einem Kernsatz zusammenfassen: »Ich kann nichts, ich bin nichts, alles mache ich falsch, niemand mag mich, nichts wird wieder gut und ich bin an allem selbst schuld.« Wie soll ein Angehöriger mit einem derart verunsicherten Menschen umgehen, wie kann er sich der um sich greifenden Verunsicherung entziehen?

Die Botschaft einer manischen Person lautet analog: »Ich kann alles, ich bin großartig, niemand hat mir etwas zu sagen, und wenn mich die anderen nur lassen, werde ich so Tolles vollbringen, dass alle mich mögen. Wenn die anderen nur nicht so miesepetrig wären!« Wie sollen Partner oder Eltern mit dieser Herausforderung fertig werden, wie können sie eigene Grenzen so deutlich machen, dass sie akzeptiert werden, ohne die Manie anzuheizen?

Der Umgang mit depressiven oder manischen Familienmitgliedern lässt sich nicht von außen »regeln«. Dennoch verfügen Angehörige inzwischen über einen Erfahrungsschatz, der sich formulieren lässt. Es gibt keine Standardverhaltensweisen und deshalb auch keine einfachen Ratschläge. Immer geht es um eine Gratwanderung zwischen Nähe und Distanz, Eingreifen und Autonomie, Überpräsenz und Vernachlässigung, vor allem aber zwischen der Achtung für die Bedürftigkeit des anderen und für die eigenen Grenzen.

Die folgenden Gedanken richten sich an alle Angehörigen. Meist spreche ich verallgemeinernd von »Gegenüber« oder auch von »Partner«, meine damit aber immer die verschiedenen Familienmitglieder. Selbstverständlich haben die einzelnen Thesen für Eltern, Partnerinnen oder Kinder manchmal eine unterschiedliche Bedeutung und Gewichtung.

1. **Überforderung vermeiden:** Sie können nur so lange stützen, wie Sie selbst stabil bleiben. Sie können nur hilfreich sein, wenn Sie auf die eigenen Grenzen achten und Überforderung rechtzeitig

bemerken und zu vermeiden versuchen. Überforderung verstärkt die emotionale Anspannung, die Schuldgefühle des anderen, seine Aggression gegen sich oder andere und dann auch die Depression oder Manie. Auch wenn es nicht so scheint, können Sie davon ausgehen, dass ihr Gegenüber feine Antennen für Sie und diesen Aspekt der Überforderung hat. Die eigene Belastung nicht wahrhaben zu wollen macht Sie kränker und den Partner nicht gesünder.

2. **Kleine Schritte:** In Depressionen können Initiative, Selbstvertrauen und Energie so weit verloren gehen, dass auch einfache Dinge nicht mehr erledigt werden. In der Regel ist es nicht so, dass depressive Menschen nur nicht wollen, obwohl sie könnten, sondern sie können nicht wollen. Vordergründige Ermunterung und die Aufforderung, sich doch endlich zusammenzureißen, gehen also am Problem vorbei. Die allgemeinen Maßstäbe sind durch die Depression außer Kraft gesetzt. Versuchen Sie, Vorwürfe zu vermeiden und Anforderungen zurückzuschrauben. Auch wenn die Trennung etwas künstlich erscheint, geben Sie im Zweifel der Krankheit die Schuld und nicht der Person. Beteiligen Sie Ihren Partner an Ihren Aktivitäten, wenn es möglich ist, aber begnügen Sie sich mit kleinen Schritten.
3. **Autonomie wahren:** Wenn ihr Gegenüber nichts mehr kann, ist es verführerisch, ihm alles abzunehmen: Sie können es sowieso schneller. Und etwas selbst zu machen kostet weniger Nerven. Wenn der andere in der Manie aus Ihrer Sicht alles falsch zu machen droht, liegt es erst recht nahe, rasch alles selbst in die Hand zu nehmen. Wenn Sie aber zu schnell zu viel übernehmen, kann das den depressiven bzw. manischen Prozess anheizen. Denken Sie daran, dass es immer auch darum geht, Autonomie

zu wahren. Helfen Sie da, wo es Ihnen selbst wirklich wichtig ist (etwa Hygiene), und schreiten Sie da ein oder holen Sie sich Hilfe, wo es Ihnen bedrohlich wird.

4. **Mitgefühl:** Menschen in Depressionen brauchen vor allem emotionalen Beistand, Präsenz und Mitgefühl. Mitleid zieht nach unten, Mitgefühl nach oben. Doch nicht umsonst haben depressive Menschen eben dieses Fühlen aufgegeben. Sie brauchen ein kleines Stück innerer Unabhängigkeit, um das Mitfühlen aushalten zu können. Sie können sicher sein, dass Ihr Partner Ihren emotionalen Beistand spürt und schätzt, aber Sie müssen damit rechnen, dass er das nicht äußern und nicht so lebendig wie sonst erwidern kann. Vielleicht können Sie die Durststrecke einseitiger Emotionalität besser aushalten, wenn Sie sich an Zeiten erinnern, an denen das wenigstens ansatzweise auch schon mal umgekehrt war?! Wenn es solche Zeiten gab, haben Sie keine Scheu, auch Ihren Partner daran zu erinnern.
5. **Wissen um zeitliche Begrenzung:** Depressionen und Manien sind zeitlich befristet. Sie haben einen Anfang und ein Ende, mit und ohne medikamentöse Hilfe. Das Problem ist nur, dass das Zeitgefühl in depressiven und manischen Phasen deutlich verändert ist. Ihrem Partner erscheint der momentane Zustand wider besseres Wissen als ewig. Und das macht ihn verzweifelt oder beglückt. Ihnen kann das Wissen um die zeitlichen Grenzen dieser Phasen Hoffnung und Kraft geben. Nähren Sie dieses Wissen und lassen Sie es immer wieder einfließen.
6. **Biografische Bedeutung:** Depressionen haben bei aller körperlichen Eigendynamik immer auch eine biografische Bedeutung, also auch eine Beziehungsgeschichte. In jedem Leben gibt es Verletzungen und in jeder Beziehung gibt es wechselseitige

Kränkungen, die bei einem sensiblen Menschen zu Depressionen oder Manien beitragen können. Insofern sind Depressionen und Manien Fenster, durch die zu schauen sich lohnt. Häufig geht dies erst im Anschluss an die akute Phase und manchmal leichter mit Hilfe einer dritten Person.

7. **Umgang mit eigener Kränkung:** Depressionen sind auch als nach innen gerichtete Aggressionen zu verstehen. Selbst wenn Sie gar nicht der eigentliche Adressat sind, werden Sie das auf irgendeine Weise zu spüren bekommen. Aber auch sonst wirken Depressionen kränkend: Das depressive Kind enttäuscht die Erwartungen, die depressive Mutter belastet und macht Angst. Und der depressive Partner verweigert den emotionalen Zugang. In Manien werden eigene Kränkungen noch unmittelbarer spürbar. Ihr Partner kann verletzende Dinge sagen oder tun, Ihr Kind oder Elternteil unverschämt auftrumpfen. Manchmal hilft eine gewisse innere Distanzierung; aber versuchen Sie, darauf zu achten, dass die Tür nicht allzu fest zuschlägt. Die akuten Phasen sind keine gute Zeit für endgültige Entscheidungen. Das Wissen, dass die ungewohnte Art Ihres Partners zur Krankheit gehört, kann entlasten. Doch brauchen Sie an dieser Stelle eine aktive Unterstützung, d.h. einen vertrauten Menschen, bei dem Sie sich aussprechen können. Das kann ein Freund oder eine Freundin sein oder ersatzweise auch ein Seelsorger oder Therapeut. Darüber hinaus finden Sie Entlastung bei Angehörigengruppen (siehe die entsprechenden Kapitel).
8. **»Mal fünfe grade sein lassen«:** Depressionen und Manien sind eine verbreitete Zeiterscheinung. Sie haben viel mit überhöhten Erwartungen und Normen hinsichtlich Leistung, Flexibilität, Attraktivität und ewiger Jugend zu tun. Menschen, die zu De-

pressionen und Manien neigen, sind meist besonders anfällig für den normativen Druck unserer Gesellschaft. Depressionen zwingen den Betroffenen und seine Angehörigen, die üblichen Leistungsnormen zu überprüfen. Auch wenn das in der akuten Phase nur bedingt möglich ist, können Sie Ihrem Partner in kleinen Dingen auch aktuell helfen, sich nicht mit allen Normen gleichzeitig zu erschlagen. Die Einsicht, dass es weder möglich noch nötig ist, es immer und allen recht zu machen, gilt für beide Seiten.

9. **Fremde Hilfe:** Ermuntern Sie Ihren Partner, fremde Hilfe in Anspruch zu nehmen. Haben Sie auch keine Scheu, damit zu argumentieren, dass Sie Ihre Belastung oder Verantwortung gerne mit jemandem teilen wollen. Weder psychotherapeutische noch medikamentöse Hilfe können die Depression oder Manie auf einen Schlag beseitigen, doch kann die Last für alle Beteiligten weniger werden. Suizidgedanken sind immer ernst zu nehmen und können ein Anlass sein, auf fremder Hilfe zu bestehen.
10. **Fehlerfreundlichkeit:** Jeder kennt depressive und in Ansätzen auch manische Zeiten. Als Angehöriger sind Sie besonderen Belastungen ausgesetzt, die depressiv machen können, umso mehr, wenn Sie sich in allzu »manische« Betriebsamkeit stürzen. Auch Sie sind »nur« ein Mensch. Ihre Kräfte sind begrenzt. Und das darf Ihr Partner auch wissen; er spürt es sowieso. Sie werden manches Mal aus Erschöpfung und im Ärger anders reagieren, als Sie es sich vorgenommen haben. Mit Sicherheit machen Sie »Fehler«. Manisch-depressive Menschen brauchen – wie jeder – eine authentische menschliche Begegnung. Die aber schließt Schwäche und Fehler mit ein. Wenn Sie offen dazu stehen, bleiben Ihrem Partner einige Schuldgefühle erspart.

Hilfen für Angehörige

Bei Depressionen und Manien, die sich über einen längeren Zeitraum hinziehen oder phasenweise auftreten, ist es wichtig, dass Angehörige aktiv entlastet werden. Das kann bedeuten, sie an der psychotherapeutischen Behandlung in Form von Paar- oder Familiengesprächen zu beteiligen. Manchmal sind auch unabhängige Gespräche sinnvoll und notwendig. Einen generellen Ausschluss der Angehörigen würde ich inzwischen als Kunstfehler bezeichnen.

Eine besondere Entlastung erfahren Angehörige in Angehörigengruppen. Manche werden professionell begleitet, andere verstehen sich eher als Selbsthilfegruppen – mit psychologischer und psychiatriepolitischer Bedeutung (siehe Anhang: Bundesverband der Angehörigen psychisch Kranker). Alle Angehörigengruppen haben die Funktion, die Einsamkeit der Angehörigen zu überwinden und ihnen in ihrer schwierigen Situation – ihrer Balance zwischen Hilfe für den anderen und eigener Überforderung – den Rücken zu stärken.

Inzwischen nehmen viele Angehörige auch an den sogenannten Psychoseseminaren teil. Hier treffen sich die »Experten aus eigener Erfahrung«, also Betroffene und Angehörige, mit »Experten aus Wissenschaft und Forschung« zum gleichberechtigten Erfahrungsaustausch und zur gegenseitigen Fortbildung. Es geht um ein besseres Verständnis der verschiedenen Psychosen und um die Einbeziehung der subjektiven Erfahrung bei der Entwicklung von Behandlungsstrategien. Für viele Angehörige ist das Psychoseseminar aber auch eine gute Gelegenheit, das Erleben von Depressions- und Manieerfahrenen, mit denen sie nicht verwandt sind, unbefangen kennenzulernen. Auch umgekehrt gelingt Erfahrenen das Zuhören und Verstehen bei fremden Angehörigen manchmal besser als bei den eigenen.

Genesungsbegleitung

In den letzten zehn Jahren hat Deutschland Anschluss gefunden: Genesungsbegleiter und -begleiterinnen mit einjähriger EXperienced-INvolvement-Ausbildung schließen die Lücke und vermitteln zwischen Selbst- und Fremdhilfe (Utschakowski u.a. 2016). Durch ihre eigene Krankheits-, Krisen- und Genesungserfahrung ist ihre Inanspruchnahme gerade für viele bipolare Patientinnen und Patienten niedrigschwelliger, weniger beschämend, leichter akzeptabel und eher glaubwürdig. Ihre Wirkung unterscheidet sich von professionellen Hilfen vor allem im Hinblick auf ein höheres Maß an Selbstwirksamkeit (Mahlke u.a. 2016): Geht es jemandem nach einer psychiatrischen oder psychotherapeutischen Behandlung besser, schreibt man der Behandlung den Erfolg zu, geht es einem nach Genesungsbegleitung besser, schreibt man es sich selbst zu. Der Unterschied ist bedeutsam, weil er wesentlich mit Selbstverantwortung und Rückfallprophylaxe zusammenhängt.

Bei der Peerbegleitung von Angehörigen konnte gezeigt werden, dass die subjektive Belastung reduziert und die Lebensqualität erhöht werden konnten – beides präventiv relevant bei einer Gruppe, deren eigene psychische Belastung offensichtlich ist (Heumann u.a. 2016).

Menschen mit einer bipolaren Störung scheinen für Genesungsbegleitung prädestiniert zu sein, und zwar auf beiden Seiten des Geschehens: Viele Personen mit dieser Erfahrung absolvieren die EX-IN-Ausbildung und werden in der Psychiatrie beruflich aktv – meist auf Minijob oder Teilzeitniveau. Sie nutzen ihre besondere Sensibilität und ihre soziale Kompetenz. Bipolare Personen schätzen Genesungsbegleitung als Brücke zwischen Selbst- und Fremdhilfe und profitieren von ihr besonders, weil die Kränkung des Angewiesenseins weniger gravierend erlebt wird und das besonders sensible Selbstwertgefühl mehr geschont wird.

Effiziente Psychotherapie bei bipolaren Störungen umfasst:

- Psychoedukation
- Selbstbeobachtung von Stimmungsveränderungen, Ereignissen, Verhalten und Denken
- Reflexion von Erwartungen und Maßstäben
- Förderung von Kompetenzen zum Selbstmanagement von Stimmungsschwankungen und Frühwarnzeichen
- Normalisierung und Stabilisierung von Schlaf-Wach- und sozialem Lebensrhythmus sowie Stressmanagement
- Aktivitätsmanagement
- Steigerung der Selbstwirksamkeitsüberzeugung
- Einbezug der Angehörigen
- Vorbereitung auf Krisen und Notfälle (Rückfälle)

Psychotherapie mit manischen Patienten: Gespräch

Professor Hans-Ludwig Kröber ist ein in der Forensik sehr bekannter, inzwischen emeritierter Wissenschaftler, der sich schon sehr früh um manische Patientinnen und Patienten bemüht hat. Er hat über viele Jahre Erfahrungen in ambulanter und stationärer Psychotherapie gesammelt und diese Erfahrungen auch wissenschaftlich ausgewertet und veröffentlicht. Er spricht im Rückblick über diese Erfahrungen (inzwischen ist er emeritiert). Das Gespräch mit ihm fand zu Beginn der Recherche für dieses Buch statt und hat mir Mut gemacht.

Welche Erfahrungen haben Sie mit manischen Patienten gemacht? Ich habe als Psychotherapeut ermutigende Erfahrungen mit manischen Patienten gemacht. Wobei man bedenken muss, dass ich als Arzt gegenüber dem Pflegepersonal in einer besonderen Situation war. Ich musste nicht die ganze Zeit präsent sein, konnte mich leichter entziehen. Im Umgang mit manischen Patienten muss jedes Team mit einer gewissen Spaltung, mit einem Gegensatz der Interessen rechnen. Es ist manchmal schwer, im Team einheitlich geschlossen zu reagieren. Meist gibt es einen Teil, der das Bemühen um Verständnis für »Weicheierei« hält, und einen, der eher »bestrafen« will. Zwischen konsequent sein und um Verstehen ringen gilt es eine Balance zu finden. Da geht es uns nicht besser als den Angehörigen, die sich fragen, ob der andere nun böse oder krank ist. Leiden schließt beides ein.

Meine Haltung war, erst einmal davon auszugehen, dass jeder manische Patient einen Grund hat, zu uns zu kommen. Auch wenn er gebracht wird, gibt es in irgendeinem Winkel einen Funken eigener Motivation. Und auf den kommt es an. Ich wollte ins Gespräch kommen, eine Beziehung knüpfen.

Zum Beispiel habe ich gerne die Frage gestellt: Warum sind Sie manisch geworden? Ich habe die Erfahrung gemacht, dass sehr wohl auch bei hochmanischen Patienten eine Reflexion stattfindet. Es gibt immer etwas, was manische Patienten ernsthaft beschäftigt, was sie »umtreibt«. Sie berichten inmitten des ganzen Tohuwabohus über Konflikte, die sie haben. Wenn man sich darauf einlässt, sind konzentrierte Gespräche möglich. Sie dauern vielleicht nicht sehr lange. Meist ist im Gespräch mehr Traurigkeit spürbar als vorher und nachher. Danach herrscht meist wieder die gleiche Höhenlage. Insofern gibt es keine unmittelbare Befreiung aus der Manie. Aber die einzelnen Situationen, in denen es gelingt, sich zu fühlen und darüber etwas mitzuteilen, können nach und nach zu einer neuen emotionalen Basis führen.

Unter welchen Bedingungen kann man mit manisch Kranken psychotherapeutisch arbeiten?

Zum einen ist zu berücksichtigen, dass Psychotherapie zwar Medikamente nicht ersetzen kann, aber auch bei der Medikation gilt es, Geduld zu üben. Es dauert bei manischen meist länger als bei schizophrenen Patienten, bis die Medikamente anschlagen. Es ist also wichtig, zu warten und nicht immer sofort nachzuspritzen. Sonst hat man Patienten, die wie angeschlagene Boxer über die Station torkeln, die sich kaum noch äußern können.

Die zweite Bedingung berührt die Versorgungsstruktur: Bipolare Patienten müssen ambulant weiterbehandelt werden, möglichst von derselben Person. Dann können die Konflikte bearbeitet werden, die auf Station und in der akuten Manie sichtbar geworden sind. Wenn man dieses Angebot machen kann, dann ist die Compliance nicht schlechter als bei anderen. Wenn der Kontakt vorher schon bestand, kommen die Patienten weiter. Die therapeutische Begegnung in der akuten Manie schafft Vertrauen. Meine Erfahrung ist, dass dann manische ähnlich wie depressive Patientinnen und Patienten sehr zuverlässig zur Therapie kommen. Menschen mit einer Manie sind ein paar Monate nach der Entlassung oft »übernormale« und vorsichtige Personen, die durch die Erkrankung in ihrem Elan gebrochen und verunsichert sind. Sie sind sich unklar darüber, was sie sich zutrauen können.

Welche Zielsetzung hat die Therapie im Intervall, also in der nicht manischen Zeit?

Bipolare Patienten muss man im Intervall eher ermutigen und bestärken, ihren Aktionsradius wieder auszuweiten! Man muss ihnen etwas zutrauen, sie nicht unbedingt bremsen. Manche sind natürlich auch im Intervall »überschießend«. Der Regelfall aber ist, dass sie sich sehr schämen und verunsichert sind. Man muss also eher stützen. Mit den Angehörigen gibt es häufig ein eingespieltes Verhältnis. Sie bremsen eher und sind mit einem subdepressiven Zustand zufrieden. Das ist jedoch ein Trugschluss. Wenn bipolare Menschen kein soziales Feld haben, in dem sie sich Bestätigung holen, erleben und widergespiegelt werden können, sondern in einer subdepressiven Verfassung hocken bleiben, dann besteht eine viel stärkere Rückfallgefahr. Wenn dann nämlich der erste manische Frühlingswind kommt, lassen diese gedrückten Patienten die Medikamente fort und springen auf diesen Zug auf, um nur endlich wieder aus der Depressivität herauszukommen.

Überwiegt für Sie die biologische oder psychologische Dynamik der Manie?

Beides steht nebeneinander bzw. ist miteinander verbunden. In manchen alten Lehrbüchern steht noch, die Manie sei die biologischste aller Psychosen. Dadurch fühlte ich mich herausgefordert, die Biologie mal ganz wegzudenken und so viel wie möglich psychodynamisch zu erklären. Biologische Schwankungen gibt es dennoch. Wie die zustande kommen, steht auf einem anderen Blatt. Es gibt inzwischen eine Reihe Theorien, die von sehr früh erworbenen neuropsychologischen Regulationsprozessen ausgehen. Natürlich gibt es bei der Veranlagung auch einen genetischen Faktor. Mich hat beeindruckt, dass es auch Schwankungen gibt, die auf den ersten Blick wenig mit der Lebenserfahrung zu tun haben. Es ist wichtig, die nicht wegzudiskutieren. Die Frage ist aber, wie man damit umgeht. Bei schlechten Verläufen lernen die Patienten, dass man nichts machen kann. Das ist falsch.

Einige Patienten gibt es, die eine Veranlagung in solcher Intensität haben, dass man ganz hilflos davorsteht. Dennoch kann man strategische Behandlungsziele entwickeln. Zum Beispiel müssen stationäre Aufnahmen nicht sein, wenn man rechtzeitig gegenarbeitet: medikamentös – was in manischen Phasen leichter ist als bei Depressionen – oder psychotherapeutisch. Manchmal können sehr kleine unscheinbare Verletzungen Depressionen und auch Manien in Gang setzen. Wenn man eine manische Bewegung rechtzeitig zur Kenntnis nimmt, kann man als Patient gegensteuern. Die Frage ist dann häufig: Soll ich das wirklich tun, will ich auf die Manie verzichten? Die Antwort fällt umso schwerer, desto düsterer die Lebenssituation sonst ist. Manche Patienten brauchen mehrere Erfahrungen, um die Kurve zu kriegen. Insofern spielt die aktuelle Lebenssituation eine große Rolle. Und die übergeordnete Frage lautet: Wie kann ich sonst (ohne Manie) meinen Lebensbedürfnissen besser entsprechen?

Können Menschen mit einer bipolaren Störung wieder gesund werden?
Ob es zu einer endgültigen Heilung kommen kann, ist für einen Wissenschaftler schwer zu beurteilen. Ich kenne Verläufe über acht bis neun Jahre. Und ich weiß, dass man eine Menge machen kann. Es ist möglich, sich aus übergroßen Abhängigkeiten zu lösen und eine gesunde Position zu finden zwischen Egozentrik und Erfüllung der Wünsche anderer. Im Vordergrund der Behandlung steht oft die überhöhte soziale Anpassungsbereitschaft insbesondere gegenüber der Familie.

Da kann es groteske Situationen geben: Eine 50-jährige Lehrerin hatte beispielsweise eine enorm große Bereitschaft, für andere etwas zu tun. Wegen ihrer manischen Phase war sie von den Eltern »verstoßen« gewesen. Als die Eltern im Alter von 80 Jahren pflegedürftig wurden, fühlte sie sich aufgefordert, ihr Leben aufzugeben und die Eltern zu pflegen. Sie konnte sich etwas anderes kaum vorstellen und erlebte jeden anderen Vorschlag als aggressiv gegenüber den Eltern. Am Anfang von manischen Phasen wird oft das große Supermodell entworfen, wie alle zu ihrem Recht kommen. Oder es wird eine absolute Kompromisslosigkeit entwickelt, gar nicht nur für sich selbst, sondern auch für die anderen. Gleichzeitig ist oft eine panische Angst zu spüren, als egoistisch zu gelten, als jemand, der anderen Schmerz zufügt, auch wenn das gar nicht anders geht. Typischerweise haben manische Patienten Geschwister, die weit weg wohnen, die auf äußere organisatorische Weise einen weiten Abstand zur Familie hergestellt haben.

Das sind Themen, die man im Intervall bearbeiten muss. Es geht um einen gesunden Abstand zu Eltern, Partnern, Arbeitskollegen, um dann auch mit Niederlagen und Kränkungen besser umgehen zu können, ohne flüchten zu müssen. Direkt oder indirekt geht es um die Frage: Ist das normal, wenn ich das für mich so entscheide? Machen andere das auch so?

Worin sehen Sie den grundlegenden Unterschied in der Psychodynamik von affektiven (bipolaren) und schizophrenen Psychosen?
Bipolare Psychosen beginnen in der Regel später als schizophrene. Vielleicht geht es bei schizophrenen Psychosen mehr um eine Loslösungs- und bei bipolaren Störungen mehr um eine Partnerschaftsproblematik. Für die bipolaren Menschen haben meist die sozialen Spielregeln bereits eine gewisse Gültigkeit. Bei den Schizophrenen gelten die Regeln oft noch gar nicht. In beiden Fällen geht es zunächst mal um zwei oder mehr Personen, die um Abgrenzung

ringen. Bei den Bipolaren ist das soziale Feld als solches schon etabliert. Bei den Schizophrenen verlaufen Familiengespräche häufig sehr chaotisch, bei den Bipolaren geht es zu wie in »normalen« Familien. In dem einen Fall müssen alle auf Schleudersitzen Platz nehmen, in dem anderen dreht sich ein stabiles Karussell. Es geht zwar auch bei bipolaren Störungen schon noch um Loslösung, aber mehr noch um die richtige Distanz in allen Beziehungen, auch in der Partnerschaft. Die Leitfrage könnte lauten: Wie finde ich die richtige Distanz, um nicht ständig draufzuzahlen?

Was kann man im Verlauf einer psychotherapeutischen Behandlung erreichen? Womit muss man rechnen?
Häufig gibt es eine stufenweise Verschlechterung. Die erste Phase wird schnell vergessen – manchmal zu Recht, manchmal zu Unrecht. Nach der zweiten Phase kommt dann plötzlich eine große Verunsicherung und dann ein Umdenken. Manche glauben, jetzt nichts mehr machen zu können. Und sie wollen den Patientenstatus gar nicht mehr ablegen. Andere erleben nach vier oder fünf Phasen eine deutliche Verschlechterung. Hier gilt es rechtzeitig der Resignation entgegenzuwirken. Es ist wichtig, rechtzeitig auch psychotherapeutisch zu arbeiten. Auch an dieser Stelle darf der Patient nicht völlig aus der Verantwortung entlassen werden.

Warum werden mehr Frauen als Männer depressiv?
Bei bipolaren Störungen ist das Verhältnis 1:1. Bei ausschließlich depressiven Entwicklungen gibt es mehr Frauen. Vermutlich spielen hier auch kulturelle Muster eine große Rolle. Der Depressionsforscher Jules Angst vertritt die Ansicht, dass Männer da, wo Frauen depressiv werden, andere Symptome entwickeln, zum Beispiel Alkoholabhängigkeit, Angst- und Panikstörungen. Außer-

dem verbalisieren Männer ihre Probleme nicht so wie Frauen und finden den Weg zum Arzt nicht so leicht. Frauen drücken ihre eigene Befindlichkeit eher aus. Depressive Männer fallen vermutlich nicht so auf, weil sie von den Frauen besser versorgt werden, als das umgekehrt der Fall ist. Das könnte auch die Häufigkeit der Rehospitalisierung beeinflussen. Und vielleicht gibt es auch einen genetischen Zusammenhang, zum Beispiel im Hinblick auf die biochemische Ausstattung von Frauen und Männern.

Wenn die Manie die Kehrseite der Depression ist, warum werden manche nur depressiv, andere auch manisch?
Vermutlich gibt es da einen Anlage- und einen Sozialisationsfaktor: Man muss manisch werden können, man muss so viel Elan in die Waagschale werfen können. Es gibt sicher Menschen, mit denen kann man machen, was man will, die werden nicht manisch. Menschen mit bipolarer Störung sind nicht unbedingt extrovertiert, sie sind vor allem vitaler, ehrgeiziger, haben vielleicht mehr Fantasie, machen Pläne, die dann in der manischen Phase aktiviert werden. Etwas mehr Schwung und Temperament und Bereitschaft, auf andere zuzugehen, gehören dazu. Depressive Menschen haben hier ein Defizit.

Wie nehmen Sie die Perspektive der Angehörigen wahr?
Als Behandler wird man von Angehörigen schnell in Beschlag genommen. Viele Angehörige haben eine lange, beeindruckende Leidensgeschichte. Mehr oder weniger deutlich spüre ich die Erwartung, dass ich als Behandler eine enge Allianz eingehen und helfen soll, den Patienten zu überwachen. Ich soll aufpassen und nicht so viel durchgehen lassen. Oft wird man schon vor der Wiederaufnahme angerufen. Auch an den Aufenthalt im Krankenhaus werden hohe

Erwartungen geknüpft. Wir sollen der Umtriebigkeit und den Grenzüberschreitungen endgültig einen Riegel vorschieben. Das ist sehr verständlich, aber in dieser Weise sicher unmöglich. Und an dieser Stelle müssen wir auch als Behandler unsere Grenzen benennen.

Die Angehörigen sind oft sehr »geschlaucht«. Und sofern es sich um Partner handelt, spielt hier sicher auch eine spezifische Dynamik eine Rolle: Bipolare Menschen haben sich oft sehr stabile Partner gesucht in der Hoffnung, von außen stabilisiert zu werden; diese Partner sind dann in der Manie ein wunderbares Angriffsobjekt, das mit auserlesener Boshaftigkeit traktiert wird. Sie ziehen selbst keine Grenzen, können sich nicht wehren, können auch den Witz nicht sehen, der in manchen manischen Handlungen liegt. Sie sind oft sehr gekränkt, verletzt und paralysiert, und sie delegieren dann eine Straferwartung an den Therapeuten.

In der akuten Manie ist es oft erst einmal für beide Seiten richtig und wichtig, eine räumliche Trennung zu ermöglichen. Wenn die Beziehung hoch polarisiert ist, dann ist es erst mal kaum möglich zu schlichten. Wenn es dem Patienten besser geht, dann haben gemeinsame Gespräche mehr Sinn, dann ist es vielleicht auch möglich, über eingefahrene Spielregeln nachzudenken. Als Therapeut darf man nie der Gefahr erliegen, von der einen oder der anderen Seite in eine Verschwörung hineingezogen zu werden – entweder gegen den »Blödmann« draußen (»Wenn ich so jemanden wie Sie gefunden hätte, wäre das alles nicht passiert«) oder umgekehrt gegen den Patienten (»Medikamentenverschwörung«).

Eltern sind häufig hoch engagiert und überlegen ständig, was man machen kann, damit das Kind wieder ins Lot kommt. Manchmal sind sie schwer dazu zu bringen, weniger zu tun, vor allem auf der Schiene der Kontrolle. So ist es meist wichtig, dass nicht die Eltern die Verantwortung für die Medikation übernehmen. Sonst ist spätestens in der Manie Ende. Jegliche Kontrolldelegation sollten wir so weit wie möglich vermeiden. Angehörige setzen häufig darauf, nach dem ersten oder zweiten Rückfall alles von außen zu kontrollieren. Und es ist für die Angehörigen schwer, sich auf das Gegengeschäft einzulassen, als Gegenleistung für die Entscheidung, überhaupt Medikamente zu nehmen, die Kontrolle hierüber dem Patienten zu überlassen. Auch so eine simple Frage wie »Wie geht es dir heute?« kann eine Gratwanderung zwischen Interesse und Kontrolle bedeuten.

Falsch wäre auch, bestimmte lebenswichtige Entscheidungen nebenbei zu übernehmen und ohne Rücksprache zu fällen. Ich erinnere zum Beispiel, dass die Eltern eines manieerfahrenen Sohnes einmal über die Verlängerung der Ausbildung ihres Sohnes entschieden haben, ohne mit ihm darüber zu sprechen. Die Eltern handelten in guter Absicht. Der Sohn erlebte das ganz ohnmächtig und wurde postwendend manisch.

Eine Manie hat auch eine Protestfunktion. Manisch zu werden kann man bis zu einem bestimmten Grad forcieren: Man muss nur die Medikamente weglassen oder ein paar Nächte durchmachen – schon ist man im Aufzug drin.

Was raten Sie Partnern von Menschen mit bipolarer Störung?
Look for yourself! Achten Sie auf sich und Ihre Grenzen. In der akuten Manie herrscht gewissermaßen eine schiefe Schlachtordnung, ich würde sagen, zum Nachteil der Angehörigen. Partner stehen vor der schwierigen Aufgabe, zwar innerlich beteiligt zu bleiben, aber möglichst nicht so heftig mitzuschwingen und sich nicht völlig aussaugen zu lassen. Es ist wichtig, sich nicht völlig auf die Manie zu fixieren. Man kann nicht dauernd in der Angst

leben: Wann ist es wieder so weit? Das sind schwierige Ratschläge. Manchmal ist es auch sinnvoll zu prüfen, was man dem anderen noch zugutehalten kann. Manchmal hat es in früheren Zeiten Ausbeutungen des späteren Patienten gegeben, die als solche nicht wahrgenommen werden. Manchmal gab es früher asymmetrische Phasen der Beziehung, in denen der spätere Patient viel für den anderen übernommen hat.

Zu den Spielregeln der Partnerschaft gehört oft, keinen Dank zu erwarten. Später ist das dann noch schwieriger, wenn die manischen Attacken erst mal da sind. Dann haben die Angehörigen ohnehin das Gefühl, im Plus zu sein. Und der Patient kommt aus dem Minus nicht mehr heraus, es sei denn in einer großen Flucht nach vorn. Gerade in dieser Situation ist es wichtig wahrzunehmen, was der Patient mir als Partner noch bedeutet bzw. was er mir bedeutet hat, was er für mich getan hat und welche »Rechnung« vielleicht noch offen ist. Die Frage ist, wie und wann man eine Situation schaffen kann, sich so etwas gegenseitig deutlich zurückzumelden. Vielleicht gelingt es den Beteiligten zumindest in Zeiten des »Normalbetriebs«, auch positive Gefühle deutlicher als früher zu äußern. Das kann helfen, aus der Einmauerung herauszukommen.

Viele manisch-depressive Patienten haben auch in der »normalen« Zeit Mühe, ihre Gefühle und Bedürfnisse deutlich zu äußern. Mancher manisch-depressive Patient hat früher eher viel Verantwortung für andere übernommen und stand unter großem Druck, zum Beispiel für alle Familienmitglieder zu sorgen. Dafür ist nun im Nachhinein meist keine emotionale »Vergütung« mehr zu bekommen. Depression und Manie sind gewissermaßen auch als Auflehnung gegen dieses mächtige Prinzip des »business as usual« zu verstehen.

Ist die affektive Psychose als Beziehungskrankheit zu verstehen? Manchmal hat man von außen schon den Eindruck, dass der Patient und sein Partner oder seine Partnerin in den einzelnen Phasen der Erkrankung mit hoher Geschwindigkeit aneinander vorbeirasen. Einer ist unten, der andere oben. Manchmal erlebe ich auch eine enorme Feindseligkeit und viel Verbitterung darüber, dass keine innere Verbindung mehr gelingt, eine Trennung aber trotzdem nicht möglich scheint. Gewissermaßen stimmt es schon, dass in Depression und Manie eine Überprüfung der Beziehung(en) stattfindet. Gefragt wird direkt oder indirekt: Wer steht wohl jetzt noch zu mir? Doch Ähnliches geschieht in fast allen Krisen.

Ich denke, dass wir Partnerschaften und Freundschaften nüchtern betrachten müssen: Beziehungen sind so, wie sie sind, sie funktionieren häufig nicht richtig. Partner werden häufig nicht voll akzeptiert, auch wenn sie nicht krank sind. Es ist wichtig, weder den Einfluss der Partnerschaft auf die Erkrankung noch die Veränderungen der Beziehung durch die Krankheit zu leugnen und sie, wenn möglich, zu akzeptieren. Die Krankheit ist eine Momentaufnahme; die Beziehungen verändern sich ständig. Doch wenn ich die Manie als blindwütiges Geschehen ohne Bedeutung ansehe, wenn ich die Krankheit ausschließlich als von außen gesteuert ansehe, dann habe ich keine Chance mehr, neue Ressourcen zu entwickeln. In der Entscheidung, die Beziehung aufzugeben oder sie neu zu gestalten, sind manisch-depressive Patienten meist befangen, denn nach einer Trennung sind sie häufig allein. Man darf von der Partnerschaft nicht zu viel verlangen: 20 Zentimeter Wasser unter dem Kiel genügen, doch die müssen da sein.

Gruppentherapie bipolarer Störungen

Seit der Erstauflage von *Achterbahn der Gefühle* habe ich gute Erfahrungen mit einer speziellen Gruppentherapie für Menschen mit einer bipolaren Störung gemacht. Zugang hat, wer beide Phasen, also Depression und Manie, kennt. Ich möchte hier thesenartig einige Aspekte aus dieser Arbeit vorstellen; in dem Buch »Bipolare Störungen. Manie und Depression verstehen und behandeln« (zusammen mit Andreas Koesler, 2005) sind sie ausführlicher dargestellt:

1. Menschen mit einer bipolaren Störung neigen in akuten Phasen dazu, diese zu verabsolutieren. Das Zeitgefühl ist gestört. Die subjektive Wahrnehmung, dass es nie anders war bzw. nie anders sein wird, steigert die Verzweiflung der Depression ins Unermessliche. Das Leugnen der Endlichkeit jeder Manie macht das Lebensgefühl in dieser Phase noch atemloser. In einer psychotherapeutischen Gruppe kann es zu einer Begegnung der verschiedenen Anteile im Spiegel des anderen kommen – mit einer Tendenz zur Mitte.
2. Bipolare Menschen sind meist nicht zu wenig, sondern eher zu viel durch fremde Normen geprägt. Die Aufgabe von Psychotherapie ist also nicht in erster Linie Kontrolle (der Phasen, der Medikation, der Wünsche und Erwartungen), sondern Ermutigung, ungewöhnliche Aspekte der eigenen Lebensvorstellung im Alltag zu integrieren. Die Auseinandersetzung mit der Spannung zwischen Selbst- und Fremdbild, zwischen eigenen und fremden Erwartungen ist in der Gruppe besonders vielseitig und lohnend.

3. Wer mit bipolaren Störungen psychotherapeutisch arbeiten will, sollte selbst in methodischer Hinsicht zwischen mehreren Polen zu Hause sein. So verlangen die verschiedenen Krankheitsphasen nach unterschiedlichen Haltungen und Interventionen – in einer Gruppe oft nahezu gleichzeitig. Einzel- und gruppentherapeutische Anteile müssen sich ergänzen; die Angehörigenperspektive ist zu beachten und einzubringen.
4. Die Auseinandersetzung mit tiefen Depressionen kann für die Gruppe eine Belastung darstellen. Gleichzeitig kann sie mit eigenen destruktiven und aggressiven Anteilen in einer Gruppe leichter gelingen. Die Gruppe bietet solidarischen Schutz und erlaubt dem Therapeuten eine offensive Kontroverse.
5. Die Auseinandersetzung mit manischen bzw. manisch werdenden Gruppenmitgliedern bedeutet ebenfalls eine Herausforderung, enthält zugleich aber die Chance, sich im Spiegel selbst zu begegnen und mit verdrängten Scham- und Schuldgefühlen sowie mit verborgenen Wünschen auseinanderzusetzen. Es ist also geradezu notwendig, auch Patienten in akuten Phasen so lange wie irgend möglich zu halten und zu integrieren.
6. Eine therapeutische Begleitung bipolarer Störungen sollte strukturell übergreifend, also unabhängig vom ambulanten oder stationären Status zur Verfügung stehen: Manche Patienten sind für eine ambulante Therapie nur in (stationären) Krisen erreichbar, wenn die Abwehr zusammengebrochen ist. Andere sind nur über ein kontinuierliches Angebot für eine rechtzeitige stationäre Krisenintervention zu gewinnen. Die stationäre Behandlungszeit wird so insgesamt kürzer.
7. Nicht ob, sondern wie jemand nach einer Manie wieder »landet« oder nach einer Depression wieder »auftaucht«, ist entscheidend.

Für beide Phasen gilt, dass sie zwar viel Qual für alle Beteiligten bedeuten, eine psychotherapeutische Bearbeitung aber auch zu wichtigen Einsichten, zu mehr Eigenverantwortung und zu notwendigen Korrekturen des Lebenskonzepts führen kann. Im Gruppenprozess ist diese Balance zwischen Risiko und Chance besser aufrechtzuhalten und vielseitiger zu gestalten.

8. Erste Schritte heraus aus der Depression müssen so klein sein, dass der Erfolg unvermeidlich ist und quasi aus Versehen und entgegen dem Teufelskreis depressiver Selbstschädigung gelingt. Auch Entwicklungen, die zu einer Manie führen können, beginnen oft mit winzigen Fehlentscheidungen oder mit einer unbedeutend erscheinenden Überforderung. Die Aufmerksamkeit anderer Depressions- und Manieerfahrener, ihre direkte Rückmeldung und Korrektur sind an dieser Stelle sehr hilfreich. Eine Gruppentherapie mit manisch-depressiven Patientinnen und Patienten muss den Bogen schlagen zwischen großen biografischen Zusammenhängen und banalen alltäglichen Erfahrungen. Die Wertschätzung von Kleinigkeiten kann den Weg bahnen zu mehr Gelassenheit und Humor.

KURZGEFASST Gruppentherapie sollte möglichst »settingübergreifend« angeboten werden, also nicht nur für stationäre oder ambulante Patienten. In Kliniken können vor allem die Institutsambulanzen Träger eines solchen Angebts sein, außerklinisch vor allem niedergelassene Psychiaterinnen sowie ärztliche oder psychologische Psychotherapeuten.

Spezifische Psychopharmaka und ihre Wirkung

Dr. Andreas Koesler, Dr. Thomas Rädler und Dr. Frank-Gerald Pajonk

Genaue Krankheitsmechanismen sind weder für Manien noch für Depressionen bekannt. Unbestritten ist, dass es im Zusammenhang mit Depressionen und Manien zu Veränderungen des Gehirnstoffwechsels kommen kann, die für neuen oder weiteren Stress noch empfindlicher machen. Eine erfolgreiche medikamentöse Behandlung kann eine erste Stabilisierung bewirken, die dann eine Basis für psychotherapeutische Interventionen darstellt. Umgekehrt erfordert eine gute Medikation eine vertrauensvolle therapeutische Beziehung. Medikamentöse und psychotherapeutische Behandlungen, Selbsthilfegruppen, Psychoedukation und Angehörigenarbeit sollten also nicht als einander ausschließend angesehen, sondern sinnvoll miteinander kombiniert werden. Zahlreiche Studien haben gezeigt, dass eine Kombination von Behandlungsformen meist den einzelnen Therapieformen überlegen ist.

In diesem Kapitel soll auf die verschiedenen medikamentösen Behandlungsformen der Manie und Depression eingegangen werden, wobei neuere Medikamente besonders berücksichtigt werden. Zum besseren Verständnis wird zunächst ein kurzer Überblick über die Funktion des Gehirns gegeben.

Kleiner Abriss der Funktion des Gehirns

Das Gehirn stellt die Steuerzentrale des Organismus dar. Die Steuerung erfolgt durch Milliarden von Nervenzellen (Neurone), die jeweils mit einer Vielzahl anderer Nervenzellen in Kontakt stehen. Die Nervenzellen werden in ihrer Funktion von anderen Hirnzellen unterstützt, die zum Beispiel Stütz-, Transport- oder

Immunfunktionen erfüllen und somit die Funktionsfähigkeit des Gehirns gewährleisten. Die meisten Hirnfunktionen sind komplizierte Vorgänge und erfordern, dass verschiedene Nervenzellen miteinander in Interaktion treten. Über die Dendriten (feinverästelte Fortsätze der Nervenzellen) nimmt eine Nervenzelle Information von anderen Nervenzellen auf, die im Zellkörper verarbeitet wird. Die Weitergabe dieser Information innerhalb einer Nervenzelle erfolgt als elektrische Entladung über das Axon (Nervenfaser) vom Zellkörper bis zur Nervenendigung. Verschiedene Nervenzellen sind über Synapsen funktionell miteinander verbunden. Die Weitergabe von Informationen zwischen den Nervenzellen erfolgt in der Synapse jedoch nicht über elektrische Entladung, sondern durch Neurotransmitter, chemische Botenstoffe des Gehirns. Serotonin, Dopamin und Noradrenalin sind Beispiele für Neurotransmitter, die von besonderer Bedeutung für Manien und Depressionen sind.

Durch die im Axon weitergeleitete elektrische Entladung werden Neurotransmitter in den synaptischen Spalt hinein freigesetzt. Für jeden Neurotransmitter gibt es spezifische Rezeptoren (Bindungsstellen), die sich auf den nachfolgenden Nervenzellen befinden. Die freigesetzten Neurotransmitter binden an die spezifischen Rezeptoren und lösen dadurch eine Reaktion in den nachfolgenden Zellen aus. Je nach Neurotransmitter kann dies entweder eine Auslösung oder auch eine Hemmung der elektrischen Entladung in der nächsten Nervenzelle sein. Nach der Freisetzung von Neurotransmittern in den synaptischen Spalt muss sichergestellt werden, dass diese Neurotransmitter auch wieder inaktiviert werden, da eine Dauererregung oder Dauerhemmung von Nervenzellen zu großem Schaden führen kann. Die Inaktivierung der

Neurotransmitter erfolgt entweder über spezifische Enzyme im synaptischen Spalt, die die Neurotransmitter zu inaktiven Stoffwechselprodukten abbauen. Alternativ können die Neurotransmitter durch eine Wiederaufnahme in die Nervenzelle inaktiviert werden. Diese Wiederaufnahme erfolgt durch spezifische Transportproteine, die, einem Staubsauger gleich, die Neurotransmitter aus dem synaptischen Spalt entfernen.

Diese biochemischen Grundlagen der Funktion von Nervenzellen zu kennen ist erforderlich, um die Wirkweise verschiedener Psychopharmaka zu verstehen. Bei der Depression sind die Neurotransmitter Serotonin und Noradrenalin nicht ausreichend verfügbar. Deshalb versucht man die Konzentration dieser Neurotransmitter im synaptischen Spalt (dem Wirkort dieser Neurotransmitter) zu erhöhen. Dies geschieht durch eine Blockade der Serotonin- oder Noradrenalin-Wiederaufnahme, zum Beispiel trizyklische Antidepressiva oder SSRI (selektive Serotonin-Wiederaufnahmehemmer), oder durch eine Hemmung des enzymatischen Abbaus (etwa »MAO-Hemmer«). Bei der Manie sind die biochemischen Veränderungen weniger genau bekannt. Zur Behandlung der Manie werden vor allem Medikamente eingesetzt, die die Erregbarkeit der Nervenzellen verringern (Lithium und Antiepileptika etc.) oder Dopaminrezeptoren blockieren (etwa Antipsychotika).

Allgemeine Grundsätze der medikamentösen Behandlung

Grundsätzlich gilt:

- Jedes Medikament hat Nebenwirkungen.
- Ein Medikament kann nur wirken, wenn es tatsächlich eingenommen wird – wirkt dann aber auch psychologisch (Placebowirkung).

Der erste Merksatz wird, obwohl banal, in seiner Bedeutung häufig unterschätzt. Bisher ist es der modernen Forschung nicht gelungen, Psychopharmaka zu entwickeln, die bei überlegener Wirksamkeit keine Nebenwirkungen verursachen. Jedoch konnten Medikamente entwickelt werden, die einige der sehr quälenden und möglicherweise gefährlichen Nebenwirkungen der älteren Psychopharmaka nicht mehr aufweisen. Somit haben die neueren Psychopharmaka für viele Patientinnen und Patienten zu einer deutlichen Verbesserung ihrer Lebensqualität geführt.

Zu Beginn der medikamentösen Behandlung einer Manie oder Depression stehen zunächst Nebenwirkungen im Vordergrund. Die meisten der bei Depressionen und Manien eingesetzten Medikamente zeigen erste therapeutische Effekte erst nach einigen Tagen, während Nebenwirkungen oftmals schon von der ersten Medikamenteneinnahme an auftreten können. Ausnahmen hiervon sind angst- und spannungslösende Beruhigungsmittel (etwa Benzodiazepine wie Valium® und Tavor®) sowie Schlafmittel, die schon unmittelbar nach der ersten Einnahme zum gewünschten Effekt führen können.

Nebenwirkungen von Psychopharmaka lassen sich grob in zwei unterschiedliche Gruppen unterteilen: bloß unangenehme oder aber gefährliche Nebenwirkungen. Beispiele für unangenehme

Nebenwirkungen sind Müdigkeit, leichte Kopfschmerzen, leichte Magen-Darm-Beschwerden oder Übelkeit. Diese unangenehmen Nebenwirkungen treten häufig in der Anfangsphase einer medikamentösen Behandlung auf und bessern sich meistens im Lauf der ersten Behandlungstage. Oft können diese Nebenwirkungen durch eine niedrigere Anfangsdosis, die im Laufe der nächsten Tage erhöht wird, so weit reduziert werden, dass die medikamentöse Behandlung weitergeführt werden kann. Alternativ kann es hilfreich sein, die Dosis über den Tag zu verteilen oder etwa sedierende (müde machende) Medikamente vor allem zur Nacht zu geben.

Im Gegensatz zu diesen unangenehmen Nebenwirkungen, bei denen meist ein abwartendes Verhalten möglich ist, erfordern schwerwiegende Nebenwirkungen unverzügliche Interventionen. Beispiele hierfür sind größere Bewegungsstörungen, Bewusstseinsstörungen, Krampfanfälle oder Störungen der Immunabwehr. Solche Nebenwirkungen treten aber bei korrekter Dosierung von Psychopharmaka selten auf. Die Entscheidung, ob eine Nebenwirkung so schwerwiegend ist, dass die medikamentöse Behandlung unterbrochen oder abgesetzt werden muss, sollte nach Möglichkeit gemeinsam mit dem behandelnden Arzt getroffen werden.

Der sogenannte Beipackzettel in den Medikamentenschachteln stellt eine Möglichkeit dar, sich über Nebenwirkungen zu informieren. Auf diesen Beipackzetteln werden alle Nebenwirkungen aufgeführt, die unter Behandlung mit einem Medikament auftreten können, ohne dass klar sein muss, inwieweit diese Nebenwirkungen durch das Medikament konkret verursacht werden. Die meisten der aufgeführten Nebenwirkungen sind eher selten. Im Zweifelsfall sollten alle Bedenken mit dem behandelnden Arzt oder unter Einbeziehung eines Apothekers geklärt werden.

Psychopharmaka werden eingesetzt, um Krankheitssymptome zu lindern oder einen erneuten Krankheitsschub zu verhindern. Im Falle der medikamentösen Behandlung einer Manie oder Depression wird in der Akutphase eine stimmungsaufhellende oder -dämpfende Wirkung angestrebt, während für die Langzeitbehandlung eine stimmungsstabilisierende Wirkung und die Verhinderung neuer Krankheitsphasen im Vordergrund stehen. Eine medikamentöse Behandlung kann aber nur erfolgreich sein, wenn sie auch konsequent durchgeführt wird. Konsequent heißt, dass die Medikation täglich in der geeigneten Dosierung eingenommen wird. Bei den meisten Psychopharmaka bestehen Erfahrungswerte für eine korrekte Dosierung, die allerdings individuell unterschiedlich ist. Bei anderen Medikamenten (etwa Lithium, einige Antidepressiva, Neuroleptika und Antiepileptika) ist bekannt, in welcher Konzentration diese Medikamente wirksam sind. Durch die Bestimmung des Blutspiegels kann für diese Medikamente die korrekte Dosierung ermittelt werden. Bei einer korrekt durchgeführten medikamentösen Behandlung sollten sowohl Unter- als auch Überdosierungen vermieden werden. Unterdosierungen haben nicht den gewünschten therapeutischen Effekt, können aber durchaus zu Nebenwirkungen führen. Überdosierungen sind nicht unbedingt effektiver als korrekte Dosierungen, erhöhen aber das Risiko von Nebenwirkungen deutlich.

Zusammenfassend lässt sich sagen, dass eine vertrauensvolle Beziehung zu den behandelnden Ärzten die Basis für eine erfolgreiche medikamentöse Behandlung darstellt. Patienten und Patientinnen sollten in der Lage sein, ihre Befürchtungen gegenüber einer medikamentösen Behandlung mit ihren Ärzten zu besprechen. Gleichzeitig sollten sie ihre Ärzte in Kenntnis setzen, wenn schwerwiegende Nebenwirkungen auftreten (»Lieber einmal zu oft als einmal zu selten gefragt«). Allerdings sollte man den Ärzten auch ehrlich über die Medikamenteneinnahme Auskunft geben und ihnen vorgenommene Veränderungen in der Dosierung nicht verschweigen. Aufgabe der Ärzte ist es, Befürchtungen ernst zu nehmen und die Patienten verantwortungsvoll zu beraten. Nach einer ausführlichen Aufklärung durch den Arzt oder die Ärztin müssen Patientinnen und Patienten von sich aus in die Behandlung einwilligen, bevor diese beginnen kann.

Medikamentösen Behandlung von Depressionen

Bevor eine adäquate Behandlung einer Depression eingeleitet werden kann, muss zunächst eine ausführliche körperliche und psychiatrische Abklärung erfolgen. Depressionen können durch körperliche Erkrankungen wie Stoffwechselstörungen und Tumorerkrankungen verursacht werden, die erkannt werden müssen. Gleichzeitig können depressive Symptome auch als Nebenwirkung verschiedener anderer Medikamente (Blutdruckmittel, Verhütungsmittel, Hormonpräparate etc.) auftreten. Depressionen können ihre Ursache ebenso in Alkohol- oder Drogenmissbrauch haben, wobei dann die Besserung der Depression eine Abstinenz voraussetzt.

Für die medikamentöse Behandlung der Depression stehen unterschiedliche Präparate zur Verfügung, die sich in vier verschiedene Gruppen (siehe folgendes Unterkapitel) einteilen lassen. Allen ist gemeinsam, dass die Wirkung erst mit einiger Verzögerung eintritt. Während eine erste Verbesserung schon nach einigen Tagen beobachtet werden kann, verspüren die meisten Patientinnen und Patienten erst nach drei bis vier Wochen eine deutliche Verbesserung. Sollte nach diesem Zeitraum keine Verbesserung eintreten, kann entweder die Dosis erhöht oder die Medikation umgestellt werden.

Bezüglich der Dauer der antidepressiven Behandlung gibt es unterschiedliche Empfehlungen. Nach dem vollständigen Abklingen einer depressiven Episode (Remission) sollte die antidepressive Behandlung der bipolaren Depression im Gegensatz zur monopolaren Depression (Menschen erleben nur Depressionen und keine Manien) abgesetzt werden. Dies sollte besonders dann geschehen, wenn im Verlauf schwere manische Phasen mit oder ohne psychotische Symptome und/oder gemischte Phasen (gleichzeitiges Auftreten von manischen und depressiven Symptomen) aufgetreten sind. Die antidepressive Medikation sollte außerdem beendet werden, wenn nach dem Abklingen der depressiven Symptomatik bereits erste hypomane Symptome auftreten.

Die Behandlungsprinzipien, die für die Behandlung der monopolaren Depression zur Anwendung kommen, können nach heutigem Wissensstand aufgrund der Switch-Gefahr (Wechsel von einer Depression direkt in eine Manie) nicht auf die bipolare Depression übertragen werden. Sollten die Patienten und Patientinnen jedoch in der Vergangenheit schwere depressive Phasen mit psychotischen Symptomen oder Suizidgedanken erlebt haben, kann eine Fortführung der antidepressiven Behandlung für einen gewissen Zeitraum oder aber auch längerfristig in Erwägung gezogen werden. Wenn gemeinsam mit den behandelnden Ärzten das Antidepressivum abgesetzt wird, sollte die antidepressive Medikation schrittweise und unter engmaschiger Kontrolle reduziert werden. Durch diese Vorgehensweise kann ein drohender Rückfall frühzeitig erkannt werden. Um das Rückfallrisiko möglichst gering zu halten, sollten Absetzversuche verschoben werden, sobald größere Veränderungen oder Belastungen zu erwarten sind, da diese einen Risikofaktor für einen Rückfall darstellen können.

Bei schwer verlaufenden depressiven Erkrankungen mit häufigen Rückfällen oder Suizidgedanken sollte über eine Rezidivprophylaxe mit Lamotrigin, Lithium, Carbamazepin, Olanzapin oder Quetiapin nachgedacht werden und nicht unbedingt das Antidepressivum weiter gegeben werden. Während leichte depressive Episoden nur in Ausnahmefällen mit einem Medikament behandelt werden sollten (besser sind Psychotherapie, Selbsthilfegruppen, Psychoedukation, Angehörigenarbeit), ist die medikamentöse Behandlung bei mittelschweren Episoden eine wichtige Option und bei schweren klar zu empfehlen.

Anmerkungen zu den einzelnen Antidepressiva

In diesem Abschnitt werden die vier wesentlichen Gruppen von Medikamenten (Neuroleptika, SSRI, Phasenprophylaktika, trizyklische AD, Monoaminooxidashemmer), die derzeit verfügbar sind, kurz dargestellt. Seit einigen Jahren kommen primär Quetiapin (Neuroleptikum), Lamotrigin, Valproinsäure, Lithium und Carbamazepin (Phasenprophylaktika), Serotonin-Wiederaufnahmehemmer (Antidepressivum), Bupropion (Antidepressivum) und Olanzapin (Neuroleptikum) zur Behandlung der bipolaren Depression zum Einsatz. Aufgrund der Switch-Gefahr und der stärkeren Nebenwirkungen sind die klassischen trizyklischen und tetrazyklischen Antidepressiva und Monoaminooxidasehemmer nur noch Mittel der zweiten Wahl, obwohl sie von der Wirksamkeit mit den oben genannten Substanzgruppen vergleichbar, ja teilweise sogar wirksamer sind. Bei schweren depressiven Phasen reichen die Neuroleptika und Phasenprophylaktika oft nicht aus und werden somit durch einen Serotonin-

Wiederaufnahmehemmer unterstützt. Bei einem ausbleibenden Erfolg der medikamentösen Behandlung sollte immer, wenn dies noch nicht geschehen ist, über psychotherapeutische Maßnahmen nachgedacht werden, anstatt eine Kombination aus verschiedenen Medikamenten einzusetzen.

Antipsychotika: Antipsychotika sind Psychopharmaka, die primär zur Behandlung psychotischer Symptome (Wahnvorstellungen, Halluzinationen, Denkstörungen) eingesetzt werden. Der Wirkmechanismus findet über den Serotoninrezeptor, aber auch über andere Rezeptoren wie dopaminerge, adrenerge und muskarinerge Rezeptoren statt. Die antidepressive Wirkung wird auf einen Aktivierungsprozess des Serotonin-1A-Rezeptors und der Blockade eines Norepinephrin-Transporters zurückgeführt. Aufgrund der geringen Switch-Gefahr und der guten Verträglichkeit – sprich wenige extrapyramidalmotorische Nebenwirkungen und der Möglichkeit, gleichzeitig als Phasenprophylaktikum zum Einsatz zu kommen –, gilt heute das Quetiapin in der Behandlung der bipolaren Depression als Mittel der ersten Wahl, gefolgt von Olanzapin.

Bei schweren Depressionen mit psychotischen Symptomen sind bereits in der Vergangenheit eine Reihe von Antipsychotika eingesetzt worden. Psychotisch treten vor allem der Verarmungs- und Versündigungswahn auf. Gleichzeitig können Gedankendrängen, Fixierung auf bestimmte Denkinhalte und eine unrealistische Sicht der Lebenssituation Hinweise auf psychotische Symptome sein. Während die sogenannten wahnhaften Depressionen primär mit Antidepressiva behandelt werden, führt häufig erst die zusätzliche Gabe von Antipsychotika bei der bipolaren Depression zu einer Besserung eines Wahns.

Selektive Serotonin-Wiederaufnahmehemmer (SSRI): Die SSRI haben seit ihrer Einführung in den späten 1980er-Jahren die medikamentöse Behandlung der Depression revolutioniert. SSRI wirken, indem sie selektiv die Wiederaufnahme von Serotonin aus dem synaptischen Spalt in die Neurone hemmen. Die Wiederaufnahme von Serotonin erfolgt über einen spezifischen Transportmechanismus, den sogenannten Serotonintransporter, der durch SSRI blockiert wird. Die folgenden Präparate sind in Deutschland zugelassen:

- Citalopram (Cipramil®)
- Fluoxetin (Fluctin®)
- Fluvoxamin (Fevarin®)
- Paroxetin (Seroxat®, Tagonis®)
- Sertralin (Zoloft®, Gladem®)
- Escitalopram (Cipralex®)

SSRI werden heutzutage sehr häufig verschrieben und vielfach den älteren Medikamenten vorgezogen. SSRI sind den älteren Präparaten nicht in der antidepressiven Wirksamkeit überlegen, verursachen aber weniger Nebenwirkungen. Vor allem von älteren Patientinnen und Patienten werden SSRI sehr viel besser toleriert als die trizyklischen Antidepressiva. SSRI führen auch bei Einnahme einer Überdosis zu relativ milden Nebenwirkungen, was bei suizidalen Menschen einen großen Vorteil darstellt.

SSRI sind aber keinesfalls frei von Nebenwirkungen. Vor allem zu Beginn der Behandlung können Kopfschmerzen, Magen-Darm-Beschwerden und Unruhe auftreten, die häufig nach einigen Tagen wieder abklingen. In Langzeitbeobachtungen hat sich herausgestellt, dass SSRI, wie viele andere Psychopharmaka auch, relativ häufig zu sexuellen Funktionsstörungen führen. Gleichzeitig können SSRI auch in den Stoffwechsel anderer Medikamente eingreifen und zu höheren Wirkspiegeln führen. SSRI verbessern den Schlaf durch eine erfolgreiche Behandlung der Depression, haben aber keine direkte schlafanstoßende Wirkung. Deshalb werden SSRI zu Beginn der Behandlung häufig mit Schlafmitteln wie Stilnox® oder Ximovan® kombiniert. In den letzten Jahren hat sich gezeigt, dass auch die SSRI vermehrt Herzrhythmusstörungen verursachen und dass deshalb wie bei den älteren Antidepressiva EKG-Kontrollen notwendig sind.

Trizyklische und tetrazyklische Antidepressiva: Die *trizyklischen Antidepressiva* (TCA) spielen aufgrund ihrer Nebenwirkungen nach den neueren Leitlinien mehrerer Fachgesellschaften nur noch eine untergeordnete Rolle in der Behandlung der bipolaren Depression. Sie sollen an dieser Stelle aber aufgrund der guten Wirksamkeit und des häufigen Einsatzes ebenfalls beschrieben werden. TCA sind seit vielen Jahren verfügbar und wurden bei Millionen von Patientinnen und Patienten eingesetzt, weshalb für diese Präparate ein großer Erfahrungsschatz vorliegt. Die trizyklischen Antidepressiva werden in ihrer Wirksamkeit von den SSRI und neueren Antidepressiva nicht übertroffen. Die folgenden Substanzen zählen zu den am häufigsten verordneten trizyklischen Antidepressiva:

- Amitryptilin (Saroten®, Equilibrin® etc.)
- Clomipramin (Anafranil®)
- Desipramin (Pertofran®)
- Doxepin (Aponal®, Sinquan®)
- Imipramin (Tofranil®)
- Nortriptylin (Norpramin®)
- Trimipramin (Stangyl®)

Für viele trizyklische Antidepressiva sind therapeutische Wirkbereiche bekannt, weshalb durch Blutspiegelkontrollen die korrekte Dosierung erleichtert werden kann. Trizyklische Antidepressiva unterscheiden sich bezüglich der Wirkung auf den Antrieb. Während Amitryptilin und Doxepin eher sedierend wirken und den Antrieb initial hemmen, haben Imipramin und Desipramin eher eine antriebssteigernde Wirkung.

Über die Sedierung hinaus und die größere Switch-Gefahr haben trizyklische Antidepressiva eine Vielzahl anderer Nebenwirkungen, die zum Teil als sehr störend empfunden werden. Diese Nebenwirkungen haben dazu geführt, dass heutzutage meist die moderneren Antidepressiva eingesetzt werden. Am häufigsten klagen Patienten über trockenen Mund, verschwommenes Sehen, Verstopfung, Schwindel, Störungen der Blutdruckregulation bei Positionswechseln und Übelkeit. Trizyklische Antidepressiva können zu Harnverhalt führen, weshalb sie bei einer Vergrößerung der Prostata zurückhaltend eingesetzt werden sollten. Sie können dosisabhängig zu EKG-Veränderungen bis hin zu Herzrhythmusstörungen führen und sind bei bestimmten Herzrhythmusstörungen sogar kontraindiziert, sollten also nicht eingesetzt werden. Trizyklische Antidepressiva sind außerdem bei erhöhtem Augendruck kontraindiziert. Überdosierungen mit diesen Antidepressiva stellen medizinische Notfälle dar, was auch dazu beigetragen hat, dass heutzutage die in Überdosierungen weniger gefährlichen SSRI und neuere Antidepressiva den trizyklischen vorgezogen werden. *Tetrazyklische Antidepressiva* wie Maprotilin (Ludiomil®) und Mianserin (Tolvin®) sind Weiterentwicklungen der trizyklischen Antidepressiva mit geringeren Nebenwirkungen, die sich aber klinisch nicht durchgesetzt haben.

Monoaminooxidasehemmer (MAO-Hemmer): Wie der Name dieser Substanzklasse vermuten lässt, wirken MAO-Hemmer als Antidepressiva, indem sie die Monoaminooxidase, eines der für den Abbau von Neurotransmittern (vor allem Serotonin, Dopamin und Noradrenalin) wesentlichen Enzyme, hemmen. Die MAO-Hemmer können in sogenannte reversible – Moclobemid (Aurorix®) – und irreversible – Tranylcypromin (Jatrosom®) – unterschieden werden. Die irreversiblen MAO-Hemmer zählen wie die Trizyklika zur ersten Generation der Antidepressiva und sind in ihrer antidepressiven Wirksamkeit ebenfalls unübertroffen. Die Switch-Gefahr wird im Vergleich zu den trizyklischen Antidepressive als geringer eingeschätzt.

Tranylcypromin wird heutzutage selten verschrieben, da es sehr gefährliche Nebenwirkungen verursachen kann. Besonders gefürchtet sind Blutdruckkrisen nach Einnahme von Tyramin mit der Nahrung. Da diese Blutdruckkrisen tödlich verlaufen können, müssen sich die Patienten an eine strenge Diät halten, die fermentierte Nahrungsmittel (etwa bestimmte Käse- und Wurstsorten) ausschließt. Bei reversiblen MAO-Hemmern ist keine strenge Diät erforderlich, wobei die antidepressive Wirksamkeit von Moclobemid schwächer erscheint als die von Tranylcypromin.

Neuere Antidepressiva: Neben den SSRI wurden in den letzten Jahren weitere Antidepressiva eingeführt, die ebenfalls die Behandlungsmöglichkeiten der Depression erweitert haben.

Bupropion (Elontril®) blockiert neben dem Serotonin-Rezeptor auch den Dopamin-Rezeptor. Es verfügt über eine geringe Switch-Gefahr und ist somit den SSRI in seiner Wirksamkeit und Verträglichkeit gleichzusetzen. Häufige Nebenwirkungen sind

Unruhe, Übelkeit, Magen-Darm-Beschwerden, Sehstörungen, Hautveränderungen mit Juckreiz sowie Bluthochdruck.

KURZGEFASST Alle bisher eingeführten Antidepressiva ähneln sich in ihrer Wirkweise, da sie zu einer Erhöhung der Serotonin- und/oder Noradrenalinkonzentration führen. Bisher ist es nicht möglich, sicher vorherzusagen, welcher Patient am besten auf welches Antidepressivum anspricht. Deshalb kann es manchen Patientinnen und Patienten nicht erspart werden, dass sie mit verschiedenen Antidepressiva behandelt werden, bis das für sie optimale Antidepressivum (gute Wirksamkeit bei guter Verträglichkeit) gefunden wird. Zudem gibt es viele Betroffene, die von den bisher verfügbaren Antidepressiva nicht ausreichend profitieren.

Weitere Behandlungsstrategien bei Depressionen

Über die oben aufgeführten Antidepressiva hinaus gibt es weitere Behandlungsstrategien, die zum Teil in Kombination mit Antidepressiva eingesetzt werden können. Dazu zählen die Wach- und die Lichttherapie. Beide Therapieverfahren haben im Vergleich zu Placebo gute Ergebnisse erzielt und werden von den Fachgesellschaften empfohlen. Bei der Wachtherapie muss unbedingt zwischen einer rein depressiven und einer gemischten Episode unterschieden werden, da die Wachtherapie bei einer gemischten Episode kontraindiziert ist. Zwei neurophysiologische Verfahren, die Tiefe-Vagus-Stimulation und die repetitive Magnetstimulation, sind eher noch im Versuchs- und Forschungsstadium. In manchen Kliniken wird die Elektrokrampftherapie (EKT) bei Patientinnen und Patienten mit sehr schweren Depressionen und bei Unwirksamkeit oder Unverträglichkeit anderer bzw. medikamentöser Therapien eingesetzt – nach ausführlicher Aufklärung und Einwilligung. Auch hier sind frühe und späte Nebenwirkungen zu beachten. Vor allem aber gilt es, Beziehungs- und Übertragungsaspekte zu reflektieren: Stärker noch als bei einer Medikation ist bei diesem Verfahren die Verteilung von Macht und Ohnmacht, damit auch von Selbst- und Fremdverantwortung gravierend (Bock 2016).

Pflanzliche Substanzen: Viele Menschen ziehen pflanzliche Substanzen den chemisch hergestellten Psychopharmaka vor. In Deutschland wird vor allem Johanniskraut (Jarsin®) zur Behandlung von Depressionen eingesetzt. Aus früheren Studien gibt es Hinweise darauf, dass Johanniskraut bei milderen Depressionen hilfreich und gut verträglich ist. In den letzten Jahren wurde die Wirksamkeit von Johanniskraut bei mittelschweren und schweren Depressionen wissenschaftlich untersucht. In zwei größeren Studien war es allerdings einer Behandlung mit Placebo nicht überlegen. Deshalb sollte bei schwereren Depressionen eines der oben aufgeführten Antidepressiva dem Johanniskraut vorgezogen werden.

Schlaf- und Beruhigungsmittel: Schlafstörungen und Ängste treten bei Depressionen häufig auf. Die angst- und spannungslösenden Eigenschaften von Benzodiazepinen wie Diazepam (Valium®) und Lorazepam (Tavor®) können in der Akutbehandlung von großem Nutzen sein. Benzodiazepine haben zusätzlich eine sedierende Wirkung und können in der Akutbehandlung dazu beitragen, den Schlaf zu regulieren. Die längerfristige Anwendung von Benzodiazepinen sowie deren Einsatz bei Patienten mit Suchtproblemen sollte verhindert werden, da Benzodiazepine nach längerem Gebrauch zur Abhängigkeit führen können. Alternativ können zur

Behandlung von Schlafstörungen im Rahmen der Depression Benzodiazepinderivate wie Zopiclon (Ximovan®) und Zolpidem (Stilnox®) sowie das kürzer wirkende Zaleplon (Sonata®) eingesetzt werden. Diese Präparate haben im Vergleich zu den Benzodiazepinen ein deutlich reduziertes Abhängigkeitspotenzial und führen bei korrekter Einnahme (nicht zu spät in der Nacht) meist auch nicht zu einem Überhang am nächsten Tag.

Zusammenfassung der Behandlung einer Depression im Rahmen einer bipolaren Störung: Bei der Behandlung bipolarer Patientinnen und Patienten mit depressiven Phasen ist besondere Vorsicht geboten, da Antidepressiva unter Umständen bei prädisponierten Personen eine manische Phase auslösen können. Dennoch ist es häufig erforderlich, depressive Phasen medikamentös zu behandeln. Um den Wechsel in die Manie zu verhindern, sollten Quetiapin®, Olanzapin®, Carbamazepin®, Lamotrigin® und Serotoninwiederaufnahmehemmer oder Bupropion als Einzelbehandlung eingesetzt werden. Trizyklische Antidepressiva sollten bei bipolaren Patienten stets in Kombination mit phasenprophylaktisch wirksamen Medikamenten (Carbamazepin®, Lithium®, Valproinsäure®, Olanzapin®, Quetiapin®) gegeben werden. Die Behandlung mit einem Antidepressivum sollte bis auf wenige Ausnahmen nach der akuten Phase wieder abgesetzt werden. Bei Anzeichen für einen Wechsel in eine hypomane oder manische Phase muss die antidepressive Medikation unverzüglich abgesetzt werden. Es gibt Untersuchungsbefunde, dass das Risiko eines Wechsels in die Manie für SSRI, Elontril® und möglicherweise auch für andere neuere Antidepressiva geringer ist als für die trizyklischen Antidepressiva.

Die Medikamentöse Behandlung von Manien und Phasenprophylaxe

Vor Beginn der Behandlung sollte auch bei der manisch-depressiven Erkrankung eine ausführliche körperliche und psychiatrische Untersuchung durchgeführt werden, um körperliche oder auch andere psychiatrische Störungen auszuschließen. Endokrinologische (Schilddrüsenüberfunktion, Cushing-Syndrom etc.) und neurologische Erkrankungen (Multiple Sklerose, Hirntumor, Hirnverletzungen, Chorea Huntington etc.) können zu manischen Syndromen führen. Gleichzeitig können bestimmte Medikamente (Steroide, Antibiotika etc.) zu einem klinischen Bild führen, das einer manischen Phase gleicht. Drogenintoxikationen und Drogenabhängigkeit (vor allem Kokain und Amphetamine) sollten ebenfalls ausgeschlossen werden. Antidepressiva und antidepressiv wirkende Behandlungen (Schlafentzug, Lichttherapie, Elektrokrampftherapie etc.) können ebenfalls gelegentlich zu manischen Symptomen führen. Die viel diskutierte ADHS (Aufmerksamkeitsdefizit-Hyperaktivitätsstörung) oder die emotional instabile Persönlichkeitsstörung vom Borderline-Typ stellen weitere sogenannte Differenzialdiagnosen dar. In den letzten Jahren wurde erkannt, dass ADHS mit den Kardinalsymptomen Aufmerksamkeitsstörung und Hyperaktivität auch im Erwachsenenalter weiterbestehen und Symptome verursachen kann, die schwierig von einer bipolaren Störung zu unterscheiden sind.

Bei der medikamentösen Behandlung einer Manie sollte klar zwischen der Akutbehandlung mit dem Ziel einer raschen Stimmungsnormalisierung und der Rückfallprophylaxe als Langzeitbehandlung unterschieden werden. Lithiumpräparate sowie die antiepileptischen Wirkstoffe Carbamazepin, Oxcarbazepin und

Valproinsäure stellen die vier etablierten Medikamentengruppen zur Akut- und Langzeitbehandlung der bipolaren Störung dar. In den letzten Jahren konnte in mehreren kontrollierten Studien gezeigt werden, dass die atypischen Neuroleptika Olanzapin®, Quetiapin®, Aripiprazol®, Ziprazidon®, Risperidon® und Asenapin® im Vergleich zu Placebo wirksamer in der Behandlung einer manischen Episode sind. Wenn in der akuten Manie wirksam, können Quetiapin, Olanzapin, Risperidon und Aripiprazol auch für die Rezidivprophylaxe der Manie zum Einsatz kommen. Im Folgenden werden die genannten Medikamente beschrieben.

Lithiumpräparate: Lithium, ein Alkalimetall, ist chemisch mit Natrium und Kalium verwandt. Anfang der 1960er-Jahre hat die Einführung von Lithiumsalzen die Behandlung der bipolaren Störung revolutioniert und stellt seitdem den Goldstandard für die Behandlung der klassischen bipolaren Störung dar. Der genaue Wirkmechanismus von Lithium ist nicht bekannt. Lithium wirkt auf die Signalverarbeitung im Gehirn und kann dadurch die Aktivität verschiedener Neurotransmittersysteme beeinflussen. Gleichzeitig führt es über eine Veränderung der Gen-Expression zu Veränderungen in wesentlichen Proteinen im Gehirn. Zusätzlich hat Lithium Effekte auf verschiedene zirkadiane Rhythmen (biologische Rhythmen mit einer Periodenlänge von etwa 24 Stunden).

Lithium steht in Form verschiedener Salze zur Verfügung, die sich für einzelne Patientinnen und Patienten in ihrer Verträglichkeit unterscheiden. Lithiumazetat (Quilonum®) ist das am häufigsten eingesetzte Präparat. Bei einer Behandlung muss der Blutspiegel von Lithium in einem eng definierten Rahmen gehalten werden. Der optimale Lithiumspiegel für die Rezidivprophylaxe liegt zwischen 0.6 und 0.8 mmol/l. Ein Spiegel unterhalb 0.6 mmol/l ist normalerweise nicht ausreichend wirksam. Im Rahmen der Akutbehandlung können Lithiumspiegel bis zu 1.2 mmol/l eingesetzt werden. Bei Lithiumspiegel über 1.6 mmol/l kann es zu schweren Vergiftungen kommen, die tödlich verlaufen können. Übelkeit, Erbrechen, Durchfall, psychomotorische Verlangsamung, ausgeprägter Handtremor, Schwindel sowie Sprach- und Koordinationsstörungen können Warnsymptome einer Lithiumintoxikation sein. Häufige Ursachen einer Lithiumintoxikation sind Salzmangel durch Diät, Schwitzen, Durchfall oder Medikamente (etwa Diuretika®), Nierenfunktionsstörungen oder Wechselwirkungen mit anderen Medikamenten (etwa bestimmte Schmerzmittel und Blutdruckmittel).

Lithium kann auch andere Nebenwirkungen verursachen, wobei viele Patientinnen und Patienten Lithium über viele Jahre hinweg ohne größere Schwierigkeiten einnehmen. Häufig kommt es unter der Behandlung zu einem feinschlägigen Zittern der Hände, zu Magen-Darm-Beschwerden oder Müdigkeit. Lithium kann zu einer Gewichtszunahme sowie zu einer erhöhten Flüssigkeitszufuhr mit häufigem Wasserlassen führen. Zudem kann es in seltenen Fällen zu Nierenfunktionsstörungen und zur Schilddrüsenunterfunktion führen. Im Rahmen einer Behandlung sollten Lithiumblutspiegel sowie Nieren- und Schilddrüsenwerte regelmäßig überprüft werden.

Antiepileptika: Über die klassischen neurologischen Indikationen hinaus haben sich die Antiepileptika Carbamazepin und Valproinsäure sowohl bei der Akutbehandlung von Manien als auch bei der Langzeitprophylaxe bipolarer Störungen als hilfreich erwiesen. Möglicherweise sind Antiepileptika dem Lithium bei der Behandlung bipolarer Störungen vom Mischtyp oder Rapid-cycling-Typ überlegen. Um einem weit verbreiteten Irrtum vorzubeugen, muss an dieser Stelle deutlich darauf hingewiesen werden, dass dies keinesfalls bedeutet, dass bipolare Patientinnen und Patienten an einer Epilepsie leiden.

Carbamazepin: Es ist bekannt, dass Carbamazepin (Tegretal®, Timonil®) Effekte auf neuronale Ionenkanäle und auf verschiedene Neurotransmittersysteme hat, wobei der genaue Wirkmechanismus nicht geklärt ist. Vermutlich führt Carbamazepin zu einer verminderten Erregbarkeit der Neurone. Aus der Epilepsieforschung sind Blutspiegel für Carbamazepin bekannt, die auf die Behandlung der bipolaren Störung übertragen werden (4–12 mg/l). Höhere Blutspiegel sind mit verstärkten Nebenwirkungen verbunden. Die übliche Tagesdosis für Carbamazepin beträgt 600–1200 mg. Durch den Einsatz von retardiertem Carbamazepin (Tegretal retard®, Timonil retard®) kann die gesamte Dosis in ein oder zwei Tagesdosen gegeben werden.

Die wesentlichen Nebenwirkungen von Carbamazepin sind Müdigkeit, Schwindel und Gangstörungen, die vor allem zu Beginn der Behandlung auftreten. Während der Behandlung kann es zu Veränderungen des Blutbilds im Sinne eines Leukozytenmangels, zu einer Schädigung der Leber oder zu Elektrolytverschiebungen kommen, weshalb das Blutbild, Elektrolyte und Leberwerte regelmäßig kontrolliert werden sollten. Allergische Hautveränderungen sowie Herzrhythmusstörungen sind seltene Nebenwirkungen. Eine Behandlung mit Carbamazepin kann dazu führen, dass medikamentenabbauende Enzyme aktiviert werden, deshalb können während der Behandlung die Wirkspiegel für Carbamazepin und verschiedene andere Medikamente absinken.

Ein deutlich geringeres Interaktionsrisiko liegt bei Oxcarbazepin® vor, das sowohl eine gute Verträglichkeit aufweist als auch eine vergleichbare Wirksamkeit wie Valproinsäure zeigt.

Valproinsäure: GABA ist der wesentliche hemmende Neurotransmitter im Gehirn. Valproinsäure (Ergenyl®, Orfiril®) vermindert die Erregbarkeit des Nervensystems, indem es die Wirkung von GABA steigert, und hat sich in großen Studien als effektives Medikament zur Behandlung von Manien erwiesen, das meist gut toleriert wird. Die übliche Dosis für Valproinsäure liegt zwischen 900 und 1800 mg. Durch die Einführung retardierten Präparaten (Ergenyl chrono®, Orfiril retard®) kann die Tagesdosis in ein oder zwei Einzeldosen gegeben werden. Für Valproinsäure ist zudem ein Plasmaspiegel bekannt, bei dem die therapeutisch wirksame Konzentration zwischen 50 und 100 ml/ml liegt.

Valproinsäure kann zu Müdigkeit, Missempfindungen und Magen-Darm-Beschwerden führen. Gelegentlich klagen Patienten unter Behandlung mit Valproinsäure über Haarausfall oder Gewichtszunahme. In seltenen Fällen kann Valproinsäure lebertoxische Effekte haben oder zu einer Entzündung der Bauchspeicheldrüse (Pankreatis) führen. Gleichzeitig kann ihr Einsatz vereinzelt Blutbildveränderungen im Sinne eines Thrombozyten- oder Leukozytenmangels nach sich ziehen. Aufgrund dieser Veränderungen sollten vor allem zu Beginn der Behandlung der Valproinsäurespiegel, das Blutbild sowie die Leber- und Pankreaswerte regelmäßig überprüft werden. Einschränkend ist zu beachten, dass Valproat® wegen des Risikos für Fehlbildungen beim

Embryo und des Risikos polyzistischer Ovarien nicht für Frauen im gebärfähigen Alter empfohlen wird.

Lamotrigin (Elmendos®, Lamictal®) ist das dritte Antikonvulsivum, dem eine gute rezidivprophylaktische Wirksamkeit für die Depression und eine (allerdings weniger effektive) Wirkung für die Manie zugesprochen wird. Aus diesem Grund hat das Elmendos® auch nur die Zulassung für die Rezidivprophylaxe für Depressionen erhalten. Die übliche Dosierung beträgt 200 mg pro Tag. Die genauen Wirkmechanismen sind, wie bei den anderen Antikonvulsiva, nicht eindeutig geklärt. Die Nebenwirkungen sind mit diesen vergleichbar.

Antipsychotika: Antipsychotika sind Psychopharmaka, die primär zur Behandlung psychotischer Symptome (Wahnvorstellungen, Halluzinationen, Denkstörungen) eingesetzt werden. Allen Antipsychotika ist gemeinsam, dass sie die Dopamin-2-Rezeptoren blockieren. Entsprechend den Entwicklungen bei Antidepressiva gibt es auch bei den Antipsychotika mittlerweile eine neue Generation von Präparaten, die besser verträglich ist als die der älteren.

Die älteren Antipsychotika, auch als »typische« Antipsychotika bekannt (etwa Fluanxol®, Haldol®), werden schon lange zur Akutbehandlung schwerer manischer Phase eingesetzt, vor allem wenn diese mit ausgeprägter Unruhe, aggressivem Verhalten oder psychotischen Symptomen einhergehen. Die typischen Antipsychotika verursachen aber häufig ausgeprägte motorische Nebenwirkungen wie Bewegungsverlangsamung und -verarmung, Zittern, erhöhter Gelenktonus, unwillkürliche Muskelkontraktionen (akute Dystonie) und Sitzunruhe. Gleichzeitig besteht bei den typischen Antipsychotika die Gefahr von dauerhaft auftretenden unwillkürlichen Muskelkontraktionen vor allem der Gesichtsmuskulatur (tardive Dyskinesie). In Anbetracht der Nebenwirkungen wird meist versucht, die typischen Antipsychotika wieder abzusetzen, sobald eine erste Stabilisierung erzielt ist.

Die neueren Antipsychotika (»atypischen Antipsychotika«) lösen die bei den typischen Antipsychotika häufig auftretenden, quälenden und schwerwiegenden motorischen Nebenwirkungen sehr viel seltener aus und sind meist besser verträglich als die typischen. Bisher kommen die folgenden atypischen Antipsychotika in der Behandlung der manischen Episode in Deutschland zum Einsatz: Olanzapin (Zyprexa®), Quetiapin (Seroquel®), Risperidon (Risperdal®), Ziprasidon (Zeldox®), Aripiprazol (Abilify®) und Asenapin (Sycrest®).

Wenn diese Neuroleptika sich in der Behandlung der akuten manischen Phase als wirksam erwiesen haben, können diese Medikamente auch zur Phasenprophylaxe allein oder in Kombination mit einem Antikonvulsivum oder Lithium eingesetzt werden.

Weitere medikamentöse Behandlungsstrategien der Manie

Schlaf- und Beruhigungsmittel können, vor allem wenn psychomotorische Unruhe und Schlafstörungen im Vordergrund stehen, in der Akutbehandlung hilfreich sein. Hierbei werden in erster Linie Benzodiazepine (Adumbran®, Tavor®, Valium® etc.) eingesetzt. Dem Benzodiazepin Clonazepam (Rivotril®) wird eine besonders ausgeprägte antimanische Wirksamkeit zugeschrieben. In der Akutbehandlung können vorübergehend sehr hohe Dosen von Benzodiazepinen erforderlich sein, die nach klinischer Stabilisierung wieder rasch ausgeschlichen werden sollten. Bei der Behandlung der bipolaren Störung kommt einem regelmäßigen Schlaf-Wach-Rhythmus sowie einem geregelten Schlaf eine besondere Bedeutung zu. Schlafstörungen können eine erneute

Krankheitsphase ankündigen und sollten als mögliche Frühwarnzeichen gesehen und gegebenenfalls auch pharmakologisch behandelt werden.

KURZGEFASST Sowohl für die Behandlung von Depressionen als auch von Manien gibt es inzwischen verschiedene pharmakologische Behandlungsmöglichkeiten mit unterschiedlichem Haupt- und Nebenwirkungsprofil. Bei der Behandlung mit Antidepressiva ist das Problem erhöhter Suizidalität in der Anfangsphase und bei bipolaren Störungen das Risiko eines direkten Wechsels von der Depression in die Manie zu beachten. Die Entscheidung über eine medikamentöse Behandlung sollte von den Betroffenen nach einer ausführlichen und kompetenten Beratung durch die behandelnden Ärzte getroffen werden. Deutliche und auch späte Nebenwirkungen können bei allen medikamentösen Behandlungen auftreten und müssen dann zu Präparatwechseln oder (fachlich begleiteten) Absetzversuchen führen. In jedem Fall ist eine eher vorsichtige Dosierung anzuraten. Die Wahl einer effektiven und gut verträglichen Medikation ist von größter Bedeutung, da diese Behandlungen häufig über viele Jahre hinweg durchgeführt werden. Ebenso wichtig ist eine vertrauensvolle Beziehung zu den behandelnden Ärztinnen und Ärzten, die die Grundlage für eine effektive medikamentöse Behandlung darstellt. Zu einer vertrauensvollen Beziehung gehört auch, Reduktions- und Absetzversuche gemeinsam anzugehen, also die Patientinnen und Patienten damit nicht allein zu lassen, umgekehrt sollten auch die Ärztinnen und Ärzte über Veränderungen oder Wünsche informiert und einbezogen werden. Die aktuellen Leitlinien für bipolare Störungen, die 2020 aktualisiert wurden, zeigen ein eher ernüchterndes Ergebnis: Nur Lithium zur Rückfallprophylaxe und Quetiapin zur Behandlung der bipolaren Depression erreichen eine A-Empfehlung, sprich eine hohe Wirksamkeit. Alle anderen Behandlungsempfehlungen fallen eher moderat oder gering aus.

Zwischen Verstehen und Verstecken

Vorweg zwei Zitate zum Verstehen allgemein:

> *»Wichtig war für mich zunächst jede Ermutigung, mich anders als mit Worten auszudrücken. Sprache hatte ich keine, so glaubte ich. Aber wir sprechen ja immer – mit unserem Körper. Nie hatte ich gedacht, dass ich malen oder töpfern könnte. Doch dann begriff ich, dass es nicht um Perfektion ging. Und ich fand heraus, dass das Malen ein Weg war, um zu reden und zu schweigen, mitzuteilen und zu behalten, zu zeigen und zu verstecken. Und jetzt im Nachhinein weiß ich, was Therapeuten tun müssen: Sie sollten uns malen lassen, uns in Bewegung bringen, uns mit Musik in Schwingung bringen. Reden, Analysieren und Verstehen kommen erst lange danach.«*

> *»Sich ein Korsett machen, den Tag planen, eine haltende Struktur finden, das war für mich der Anfang vom Ende der Depression.«*

Depressive Menschen zu kreativem Ausdruck und in körperliche Bewegung zu bringen erscheint oft schwer. Doch aus subjektiver Sicht sind indirekte Maßnahmen ohne Worte unter Umständen leichter zu ertragen als eine direkte verbale Auseinandersetzung. Neben dem kreativen Durcheinander steht das Bedürfnis nach haltender Struktur. Und beides wirkt in und durch persönliche Beziehung.

Zwischen Ermutigung und Skepsis

Menschen in akuten Depressionen können sich Hilfe schon aufgrund der Depression kaum vorstellen. Ihre negativen Gedanken lassen keine Hoffnung zu. Ihr Selbstwertgefühl ist so am Boden, dass sie sich keiner Hilfe wert fühlen, und ihr mangelndes oder fehlendes Zeitgefühl macht eine Entwicklung zum Guten unvorstellbar. Außerdem ist die Einschätzung, dass Hilfe nicht wirklich von außen geschehen kann, in Grenzen sogar richtig. Hilfe kann immer nur Anstoß geben und den Boden bereiten für einen eigenen inneren Prozess. Menschen in akuten Depressionen begegnen also dem Ratschlag, sich doch an diesen oder jenen Therapeuten zu wenden oder dieses oder jenes Medikament zu nehmen, mit einer einerseits krankheitsbedingten, andererseits berechtigten Skepsis.

Umgekehrt lässt sich schlussfolgern, dass schon der allererste kleine Schritt hin zu einem Arzt, Psychologen oder anderen Therapeuten allerhöchste Anerkennung verdient, nicht weil nun der Therapeut irgendein großes Zauberwerk vollbringen kann, sondern weil der eigene erste Schritt der Anfang vom Ende der Depression ist. In diesem Sinne versuche ich als Therapeut beim Erstkontakt zu vermeiden, dem anderen vorschnell übertriebene Hoffnung zu machen, ich zeige zunächst einmal Verständnis für die unendliche Mühe, die es gekostet haben muss, überhaupt zu mir zu kommen. Natürlich ist es wichtig, sachlich darüber zu informieren, dass eigentlich jede Depression irgendwann einmal ein Ende hat und dass es diese und jene Hilfemöglichkeiten gibt. Es ist aber auch wichtig, neben der krankhaften auch die berechtigte Skepsis zu sehen und ihr Rechnung zu tragen. Vorschnelle Ermutigung bedeutet unter Umständen, dass sich der Patient in der Tiefe seines Leidens noch gar nicht verstanden fühlt. Wenn ich allzu eifrig Hilfe anbiete, signalisiere ich dem anderen damit auch, dass er doch bitte möglichst schnell ein anderer werden soll.

In der Depression: Ziele formulieren

Ich habe die Beobachtung gemacht, dass es manche Menschen in akuten Depressionen geradezu dankbar annehmen, wenn ich zuerst einmal zeige, dass ich von der Tiefe der Depression wirklich »beeindruckt« bin. Paradoxerweise kann die Bestätigung, an einer schweren Depression zu leiden, vielleicht sogar an einer der schwersten, die ich je erlebt habe, aus meinem Munde geradezu beziehungsstiftend wirken. Es geht also in der Therapie um eine Gratwanderung zwischen der Anerkennung des Leidens und der Ermutigung zu dem Weg hinaus, zwischen Stehenbleiben und Bewegen, zwischen Helfen und Hilfeverweigerung. Nur auf der Basis eines begleitenden Akzeptierens, einer Bereitschaft zum Beistand – auch im Sinne von Stehenbleiben –, kann ich es wagen, auch Anregungen und Impulse zu geben. Auf dieser Basis ist es aber auch wichtig, die Aggression zu wagen, die als Kehrseite der Depression sonst verborgen bleibt. Auf der Basis des Akzeptierens bin ich auch als »Gegner« gefordert, muss provozieren und herausfordern, schon um mich selbst vor der lähmenden Macht der Depression zu schützen.

In dieser Balance zwischen Stillstand und Bewegung, zwischen Verteidigung und Angriff muss ich mir bewusst bleiben, dass es nicht mein Selbstwertgefühl zu nähren gilt, sondern das des anderen. Jeder kleinste Erfolg verdient Lob im Sinne von Anerkennung und Freude. Wobei ich die Anerkennung des Patienten bzw. der Patientin meine, nicht die des Therapeuten. Ein Erfolg, den ich auf mein Konto verbuche oder den der Patient nur der Wirkung eines Antidepressivums zuschreibt, kann die nächste Depression vorbereiten.

In Depressionen neigen wir dazu, Ziele so zu formulieren, dass Sie sicher *nicht* gelingen. Wir bestätigen die sich selbst zugeschriebene Unfähigkeit und vermeiden den Druck weiterer Erwartungen. In der Therapie kommt es darauf an, diesen Mechanismus behutsam umzukehren, d. h., Ziele zunächst so bescheiden zu formulieren, dass der Erfolg unvermeidlich wird. Das gelingt unter Umständen in Gruppentherapien bzw. Selbsthilfegruppen besser als in Einzelgesprächen, weil hier die bescheidene Zielsetzung nicht so leicht als Kränkung erlebt wird.

Manie gestalten, solange es geht

Menschen in akuten Manien können sich den Sinn von Hilfe ebenfalls nicht vorstellen. Sie sind bester Laune, glauben viel schaffen zu können und haben zumindest das Gefühl, jetzt Wichtigeres zu tun zu haben, als zu irgendeinem Therapeuten zu gehen. Auch dieser Haltung liegt zum einen eine krankheitsbedingte Verkennung zu Grunde, zum anderen aber beruht sie auch auf einer berechtigten Befürchtung: Hilfe von außen anzunehmen beeinträchtigt das Selbstwertgefühl. Die mehr oder weniger trügerische Welt der Manie soll aufgegeben werden – aber was tritt an ihre Stelle? Verlange ich als Therapeut, alles, was die Manie ausmacht, einer Krankheit zuzurechnen und diese meiner Behandlung anzuvertrauen, so kommt das aus der Sicht des manischen Menschen einer Unterwerfung gleich. Ich mache nicht wirklich ein Beziehungsangebot, ich interessiere mich nicht wirklich für seine verborgenen Fähigkeiten, Interessen und Bedürfnisse. Die Manie ist ein Zustand, der nicht nur etwas verbirgt, sondern auch etwas offenbart: Im Verborgenen sichtbar wird (wie in der Depression) ein gekränktes und verletztes Selbstwertgefühl. Gleichzeitig offenbart sich nicht nur ein Bedürfnis nach Geltung und Macht, sondern zumindest in Ansätzen auch die Fähigkeit dazu. In nahezu jeder Manie werden auch tatsächliche Fähigkeiten und beeindruckende Kräfte sichtbar – und sei es nur die Kraft, mehrere Tage ohne Schlaf auszukommen. Nur wenn ich als Therapeut bereit bin, mich auch von dieser Seite beeindrucken zu lassen, habe ich ein Recht und eine Basis, auch gegen die negativen Auswirkungen der Manie anzutreten.

Auch hier gilt: Im Zweifel für das Selbstwertgefühl des Patienten. Auch hier geht es zuallererst um das Knüpfen einer langfristig tragbaren Beziehung. Nicht dass der andere nach einer manischen Phase wieder auf dem Boden landet, ist entscheidend, das tut er sowieso früher oder später, sondern wie er es tut, ist wichtig. Eine brutale Landung bereitet die nächste Manie bereits vor. Die sanfte, in eine Beziehung eingebundene Landung hat vorbeugende Wirkung und birgt die Chance, das eigene Lebenskonzept zu reflektieren und zu überprüfen. Wenige Wochen Manie können mehr über einen Menschen offenbaren als viele Monate Psychotherapie ... Nach diesem Motto gilt es, mit der und nicht gegen die Manie zu arbeiten und auch die Manieerfahrung nicht als ausschließlich krankhaften Prozess abzutun.

Lange hieß es, jede Hypomanie führe in die Manie; das ist inzwischen längst widerlegt. Lange Zeit befürchteten Patienten und Patientinnen, dass jede antimanische Medikation unmittelbar in die Depression kippen ließe; das muss aber nicht zwingend so sein. Je rechtzeitiger und behutsamer erste Vorsichts- und Begrenzungsmaßnahmen einsetzen, desto größer sind die Chancen. In diesem Sinne kann manchmal schon ein Schlafmittel der manischen Eigendynamik entgegenwirken, Kräfte schonen und die folgende Erschöpfungsdepression mildern.

KURZGEFASST Ob ein Psychotherapeut oder eine Psychotherapeutin individuell der oder die richtige ist, hängt weniger von der fachlichen Schulrichtung ab als von Erfahrung: vom Umgang mit eigenen Ängsten und Krisen, Beziehungsfähigkeit und konkreter Passung mit dem Patienten. Der angenehmste Therapeut muss nicht unbedingt der beste sein. Therapeutische Machtkämpfe und Konkurrenzen können schnell kontraproduktiv werden. Patient und Therapeutin sind gut beraten, nahe Angehörige bei Bedarf unkompliziert einzubeziehen, um die vorhandenen Netzwerke zu unterstützen und klärend zu wirken.

Komplexleistung

Alle Leitlinien und alle klinischen Erfahrungen sprechen eine klare Sprache: Die Behandlung von Menschen, die zu bipolaren Störungen neigen, also eine besondere Spannweite von Stimmung unbd Antrieb haben, sollte langfristig angelegt und komplex sein. Über den Begriff »Ambulanter Komplexleistung« wird seit einigen Jahren viel diskutiert und gestritten. Vieles spricht für multiprofessionelle Teams, die unabhängig vom ambulanten oder stationären Status potenziell aufsuchend arbeiten, auf diesem Weg langfristig Vertrauen aufbauen und den verschiedenen Phasen rechtzeitig halbwegs gerecht werden können.

Ob die Bildung von Netzwerken von Klinikambulanzen, psychiatrischen und psychotherapeutischen Praxen sowie Einichtungen der Eingliederungshilfe inklusive Soziotherapie und ambulanter Fachkrankenpflege ein Schritt in diese Richtung sien können, ist zurzeit noch nicht abzuschätzen. Im Hinblick auf die Netzwerke war ich an Schulung und Ermutigung von psychotheraeutisch tätigen Kolleginnen und Kollegen (durch die Psychotherapeutenkammer) beteiligt. In diesem Zusammenhang habe ich mit der Genesungsbegleiterin Gwen Schulz und dem Psychologen Jürgen Voigt zusammen dieses Beispiel formuliert. Es zeigt, wie Netzwerkarbeit inklusive Psychotherapie schon jetzt gelingen kann.

Man könnte meinen, ich habe es geschafft – auf den ersten Blick. Ich bin beruflich erfolgreich, habe eine Frau und zwei Kinder. Rückblickend erscheinen meine Kindheit und Jugend unkompliziert – vielleicht fast zu sehr.

Dennoch entwickelte ich Depressionen – mehrere Phasen. Erst hieß es »Burn-out«, das sei doch die Berufskrankheit der Lehrer. Ich fand »Depression« ehrlicher: ein schwarzes Loch, nichts ging mehr. Nichts freute mich mehr – auch die Kinder nicht. Antidepressiva – ich bekam sie schon vom Hausarzt (1), auch wenn er selbst nicht den Eindruck hatte, dass sie besonders viel bewirkten. Aber wer kann das schon wissen? Man lebt ja nur einmal. Ich bekam sie sofort, wir wechselten mehrmals, ich nahm sie brav. Ein neuer Arzt (2) brachte ein neues Medikament ins Spiel. Dann kam auf einmal der Kick. Oder war der schon vorher eingetreten? Ein Energieschub, Höchstleistungen, Aktionismus. Ich dachte und tat plötzlich Dinge, die ungewohnt waren, die sich nicht gehörten – beruflich und privat. Erst befreiend, dann unverschämt – am Ende beschämend. Der Großfamilie stieß ich vor den Kopf. Einige Freunde verabschiedeten sich. Oder war ich es, der sie verabschiedete? Die Ehe hielt, die erste Psychotherapie nicht. Die Therapeutin hatte sich verabschiedet, als die Manie kam. Davon verstehe sie nichts, hatte Frau R. (3) offen gesagt. Das fand ich ehrlich; aber mein Eindruck war: Sie hatte Angst.

Eine neue Diagnose – »Bipolare Störung«. Meine Gefühle dazu waren gemischt – einerseits erschrocken, dann aber doch auch irgendwie erklärend. Doch was erklärt schon eine Diagnose. Ich sah mich vollständiger, so, als hätte vorher was gefehlt. Und im Rückblick dachte ich auch: Da hat früher etwas gefehlt: kein Aufbegehren, kein Widerstand – auch nicht in der Pubertät. Nicht gegenüber den Eltern, der ganzen »Mischpoke«. Ich wollte es allen recht machen, konnte nie Nein sagen, mobilisierte die letzten Reserven, war dann irgendwann unendlich erschöpft. Am Ende dann die Flucht nach vorne – raus aus dem Loch, der Lähmung, der Ewigkeit ... hinein ins Licht, in die Kraft, bis zum Grellen, zum Pöbeln und über die Beschämung dann wieder zurück ins Loch. Im Rückblick denke ich: Das musste vielleicht so kommen – auch ohne das falsche Medikament. Das habe ich dem Psychiater jedenfalls verziehen.

Doch wenn ich ehrlich bin: Diese Erkenntnisse kamen erst in der Gruppentherapie (4a). Stellen Sie sich vor: ausschließlich Bipolare. Alle kennen alles. Die Tiefen und die Höhen. Da geht dann nicht dauernd die Post ab. Oft überwiegt die Schwere. Ich war manchmal fast erleichtert, wenn es bei den anderen auch mal wieder blitzte. Und zwischendurch gab es auch bei mir mal wieder eine Phase, in der ich durchaus etwas zu berichten hatte, bis es dann zu Hause gewaltig krachte. Aber das war zum Glück schnell vorbei und überstanden.

Die Gruppe entwickelte einen erstaunlichen Zusammenhalt. Selbst wenn sonst kaum was ging – dorthin ging ich. Selbst als alles sonst flusig wurde – dort blieb ich. Die anderen auch. Nur als die 65-jährige Dame plötzlich in durchsichtiger Bluse erschien, brachte eine der beiden Therapeutinnen sie auf Station. Das war sicher richtig. Die wäre sonst sicher im Nachhinein so beschämt gewesen, dass sie nie wiedergekommen wäre. Über ein Jahr fand die Gruppe statt. Im Rückblick denke ich: Das Wertvollste war, in den anderen das zu sehen, was man bei sich gerade nicht sehen konnte. Das Schrecklichste an der Depression war ja, dass sie ewig schien – nichts vorher, nichts nachher, immer so. In der Manie schien dann die Kraft unendlich, was dann den Leichtsinn ins Unwürdige steigerte.

Wir haben uns dann als Selbsthilfegruppe (5) weiter getroffen – am Anfang noch mit gelegentlicher Unterstützung des einen Therapeuten. Zunächst hatte er sich noch mächtig ins Zeug gelegt, damit alle zusammenblieben. Doch sehr bald haben wir die Gruppe dann selbst getragen; natürlich nicht auf ewig.

»Eine Bipolare Störung ist eine Überanpassungsstörung«, das hatte der eine Gruppentherapeut gesagt, mit dem ich in Krisen auch Einzelgespräche führte (4b). Darum ging es dann in mehreren Stunden. Der Satz wollte mir erst gar nicht mehr aus dem Kopf gehen. So eine Unverschämtheit. Doch nach und nach dämmerte mir: Da war was dran. Alles lief vermeintlich aalglatt. Allen wollte ich gefallen, genügen. Und am Ende gefiel mir selbst nichts mehr. Trotzdem: Der Satz, der Gedanke war auch unbequem.

Vom Psychiater (2) hatte es erst geheißen: »Die Bipolare Störung ist vor allem eine biologische Störung.« – »Sie können das nicht steuern; deshalb kriegen sie ja die Medikamente.« Wie sollte das gehen, wenn ich den nur alle vier Monate sehe, dachte ich. Inzwischen habe ich für kritische Zeiten einen zusätzlichen Arzt. Und mit dem anderen, dessen Medikamente mich sonstwo hingesteuert haben, habe ich mich ausgesprochen. Inzwischen weiß ich auch, wie unterschiedlich eine Bipolare Störung laufen kann. Bei vielen sind die Manien eher selten und manchmal auch eher zahm, bei anderen eher richtig deftig. Ich selbst sehe mich da so in der Mitte. Manche haben auch jahrelang Ruhe; und dann kann eine Kleinigkeit einen Sturm auslösen, weil dann ja eben doch alles mit allem zusammenhängt. Von mir selbst weiß ich inzwischen, dass Kränkungen mich rasend machen können. Das war auch schon auf Station so gewesen. Erst recht bei der Arbeit. Und natürlich zu Hause.

Zum Glück hat es anfangs mehrere Paargespräche gegeben (4c), eines sogar mit den Kindern zusammen. Der Therapeut ist extra zu uns nach Hause gekommen. Die Kinder haben vorher sogar aufgeräumt (4d). Bei den Paargesprächen ist mir bewusst geworden, dass wir beide kränkbar sind. In der Manie hatte ich ja aber auch mächtig ausgeteilt. Schlimmer war für mich die letzte Depression, als meine Frau mir am Ende gar nichts mehr zutraute und sowieso mit allem schneller war. Da waren die Paargespräche gut. Mir selbst hat auch die Erinnerung an früher genützt, als ich geschuftet hatte, um meiner Frau die Ausbildung zu finanzieren. So blieb dann doch noch eine Ahnung von Balance. Und wir beide blieben zusammen.

Vorher habe ich allerdings eine Auszeit gebraucht. Oder war es eher meine Frau, die darauf drängte? In meiner dunkelsten Zeit und zu Beginn des großen Chaos habe ich ohne meine Familie gewohnt – erst in einer WG, was schiefging, dann im betreuten Einzelwohnen. Zum Glück war die Wohnbetreuung die gleiche geblieben. Mit Frau P. (6) bin ich sehr gut klargekommen. Zugewandt, aber klar; freundlich, aber nicht um den Finger zu wickeln, und in der schwarzen Zeit hoffnungsvoll, aber ohne die blöden Plattitüden. Auch heute noch kann ich manchmal dorthin gehen. Die Selbsthilfegruppe hat sich in den Räumen des Trägers der Eingliederungshilfe getroffen.

Das größte Glück aber war, dass ich dort C., die Genesungsbegleiterin (7) kennenlernen konnte. Frau P. hatte großen Wert darauf gelegt. Wenn ich ehrlich bin: Erst danach hatte ich den Frieden mit der Diagnose »Bipolare Störung« gefunden. OK, ich habe eine »größere Spannweite hinsichtlich Stimmung und Antrieb« (C.). Na und? Das ist anstrengend für mich und manchmal erst recht für andere. Aber sollen alle so rumlaufen wie die grauen Männer in *Momo* (Michael Ende)? Ehrlich gesagt: Das waren nicht meine Worte. Aber als C. das sagte, blitzten ihre Augen. Und das tat gut. Manchmal bin ich grau, aber manchmal blitzt es auch bei mir. Ich bin bunt, nicht eintönig. In den Gesprächen mit C. habe ich begriffen, dass die Bipolare Störung eben doch keine Achterbahn ist mit festgezurrtem Wagen auf festgelegten Gleisen. Die Gleise haben Weichen – natürlich nicht überall. Der Wagen (der ich selbst bin) kann steuern – nicht zu jedem Zeitpunkt und nicht in beliebige Richtung. Aber das kann niemand, da sollten wir uns alle nichts vormachen.

Bei der Arbeit habe ich aufgeräumt. Auch da hat der Gedanke geholfen: »Sie müssen es nicht allen recht machen; das Lebenskonzept muss schief gehen.« Und der Kollege von der ambulanten Reha (8) hat geholfen, die beiden Gespräche mit dem Chef vorzubereiten. Und beim zweiten Gespräch war er dann auch mit dabei.

Die hektischen Jahre sind nun vorbei. Gut, wenn wirklich was Schreckliches passiert, kann ich für nichts garantieren, zum Beispiel wenn meinen Kindern etwas zustoßen würde. Oder wenn meine Frau einen anderen hätte. Doch das wird hoffentlich nicht passieren. Ich bin ja wieder da. Die Arbeit wird mich nicht mehr aus dem Gleichgewicht bringen. Und vor allem die Großfamilie sehe ich nicht mehr ganz so kritisch. Den Eltern habe ich manches verziehen. Das war noch mal ein hartes Stück Arbeit: »Mussten

Sie immer etwas leisten, bevor es herzlich wurde?« Die Frage kam von Frau P., meiner zweiten Psychotherapeutin (9) – die letzte Station in der Kette der hilfsbereiten Personen, jedenfalls aus der Profi-Welt. Als der Satz fiel, bin ich richtig traurig geworden. Und, zumindest wirkte es auf mich so, Frau P. auch ein klein wenig. »Ein Kind braucht Liebe ohne Bedingungen.« Das kam mir vor, als fielen Schuppen von meinen Augen. Ja, genau darum bemühe ich mich doch meinen Kindern gegenüber. Und meistens gelingt das auch; nur als ich richtig schwer wurde, nicht. Das drückte mich dann doppelt nieder – meine Unfähigkeit jetzt und der Schmerz von damals. Wir hatten das sortiert – damals und heute.

- Hausarzt
- Psychiater
- Frau R., erste Psychotherapeutin
- Psychiatrischen Institutsambulanz (PIA) mit psychotherapeutischen Gruppen, Einzel-, Paar- und Familiengesprächen / Hausbesuch
- Selbsthilfegruppe – in der PIA entstanden, dann im Treffpunkt der Eingliederungshilfe beheimatet.
- Sozialarbeiterin Frau P, Eingliederungshilfe, betreutes Wohnen
- Genesungsbegleiterin Frau C. als Angestellte der Eingliederungshilfe
- Ambulante Rehabilitation oder Hauptfürsorgestelle (nach SchwBG),
- Psychotherapeutin

Abbildung 3: **Beteiligte Personen und Institutionen aus dem Fallbeispiel**

Die Muster, die uns prägen, und die Fähigkeit zu unterscheiden: Ich bin nicht mehr drei – auch in den schweren Phasen nicht. Das Merkwürdige war: Die Unterscheidung machte mich leichter, zuversichtlicher. Oder waren es die Tränen, die ich mir endlich erlaubte? Egal, beides gehört zusammen – Gefühl und Verstand. Mit und ohne Bipolare Störungen – auch bei mir. Ich bin einer. Und wenn ich nicht gerade rase, sehen das auch alle anderen so.

Zehn Thesen zum Umgang mit Depressionen und Manien

Entsprechend der im letzten Kapitel beschriebenen Ausgangsbasis lassen sich auch für den psychotherapeutischen Prozess Basisbedingungen beschreiben:

1. **Beachtung der eigenen Gefühle:** Meine eigenen Gefühle gegenüber dem Patienten oder der Patientin, mein Gefühl der Leere, mein Ärger und meine Angst als Therapeut geben mir eine Ahnung von dem, was in dem anderen vorgeht. Mein Gefühl kann ihm oder ihr den Zugang zu den eigenen Gefühlen bahnen. Auch wenn meine gefühlsmäßige Reaktion für die der Angehörigen steht oder wenn sie meine Gegenübertragung kennzeichnet, kann so die Gesamtsituation klarer werden. Vor allem aber ist die Achtung meiner eigenen Gefühle die Basis für jede Beziehung.
2. **Anteil nehmende Beobachtung:** Diese Wortkombination kennzeichnet für mich eine Balance von Mitgefühl und innerer Distanz. Ich nehme Anteil, versuche mitzufühlen und mich dennoch nicht verwickeln zu lassen, bleibe eine eigene Person, die zu einer Beobachtung in der Lage ist. Die therapeutische Beziehung lebt von dieser Balance zwischen Mitgefühl und innerer Distanz.

3. **Zeit und Kontinuität:** Gerade weil Depressionen und Manien von vielen Patientinnen und Patienten als zeitlos empfunden werden, ist es wichtig, die jeweils nicht gelebte Phase zu spiegeln – sei es im Rahmen von Gruppentherapie als aktuell von anderen Patienten gelebte Variante, sei es im Rahmen der therapeutischen Beziehung biografisch repäsentierter Erinnerung. Im therapeutischen Prozess allen Beteiligten Zeit zu geben bzw. lassen ist ohnehin unabdingbar: Wenn ich mir als Therapeut Zeit nehme, signalisiere ich, dass der andere mir wichtig ist und dass ich zu einer ehrlichen Beziehung bereit bin. Gemeint ist nicht, einzelne therapeutische Sitzungen unendlich auszudehnen, sondern vielmehr einen längeren Prozess zu begleiten und dabei auch Rückfälle und Rückschläge in Kauf zu nehmen. Menschen mit bipolarem Potenzial brauchen eine therapeutische Beziehung und Begleitung, die über die verschiedenen Phasen hinweg reicht und möglichst unabhängig ist vom Behandlungssetting.
4. **Emotionale Wärme:** Nur akzeptierende Wertschätzung kann dazu beitragen, das in einer Depression und Manie angeknackste Selbstwertgefühl zu stützen. Hier geht es nicht um oberflächliches Wegreden, sondern um die Versicherung der eigenen Präsenz, um die sichere Begleitung und um das Halten einer konstruktiven Beziehung.
5. **Bedingungsfreies aktives Zuhören:** Aktives Zuhören meint, als Person präsent zu sein und sich nicht hinter Techniken und Schulmeinungen zu verstecken. Bedingungsfrei signalisiere ich dabei, dass der Patient so sein darf, wie er ist. Er muss sich nicht zusammenreißen, darf verzweifelt und hoffnungslos sein und soll eben dafür Zuwendung und Verständnis erfahren können.

6. **Suche nach Sinn:** Depression und Manie sind nicht nur als ausschließlich krankhaft abzutun, sondern auch auf ihren biografischen und funktionalen Sinn hin zu befragen. Außerdem ist »Sinn« ein übergeordnetes Thema. Eine Depression ist auch als Leiden an der Sinnlosigkeit des eigenen Lebens zu verstehen. Insofern meint Suche nach Sinn auch die Suche nach dem Sinn im eigenen Leben und die Suche nach Aufgaben, die über die eigene Person hinausweisen.
7. **Vermittlung von realistischer Hoffnung:** Hier kann es helfen, dass der Therapeut zum einen sein fachliches Wissen über den phasenhaften Verlauf der Erkrankung und das unweigerliche Ende nahezu jeder Manie und Depression zu Verfügung stellt, zum anderen aber auch den realistischen Bezug zur Lebenserfahrung des Patienten wahrt, den dieser möglicherweise depressions- oder maniebedingt nicht wahrnehmen kann. Manchmal ist eine gezielte Entlastung notwendig. Die Definition von Depression und Manie als Krankheit hat auch diesen Sinn: Sie bedeutet Entlastung – im psychologischen wie auch im arbeitsrechtlichen Sinne. Beim Einsatz von Antidepressiva ist es wichtig zu beachten, dass Hoffnung nicht äußerlich und technisch vermittelt wird. Auch Antidepressiva wirken nur vermittelt über die innere physiologische und psychologische Balance.
8. **Anregung zu Aktivität und Eigenverantwortung:** Hier geht es um die schon mehrfach erwähnte Politik der kleinen Schritte und um die Notwendigkeit, im therapeutischen Prozess permanent Verantwortung und Erfolg zu teilen. Im Zweifel gilt es, das Selbstwertgefühl des Patienten zu nähren, nicht das des Therapeuten. Erfolge, die der Patient sich zuschreibt, wirken präventiv, Erfolge, die der Therapeut auf seine Fahnen schreibt, hospitalisierend.

Auch der Einsatz von Antidepressiva ist an dieser Stelle kritisch zu hinterfragen und psychotherapeutisch zu begleiten. Sonst wird die depressive oder manische Erfahrung zusätzlich entfremdet und enteignet.

9. **Chancen nutzen:** Es reicht nicht, die Depression oder Manie zu bekämpfen und ihre Beseitigung als Sieg zu feiern. Unter günstigen Rahmen-bedingungen hört sie mit hoher Wahrscheinlichkeit auch von selbst auf. Vielmehr gilt es Erfahrungen aus der Depression und Manie zu nutzen, um Konflikte und Verletzungen zu verstehen, die später wieder »versteckt« sein werden. Diese Erfahrungen gilt es festzuhalten und hinüberzuretten in die normale Phase, wenn genügend Energie da ist, um zu neuen und reifen Entscheidungen zu
10. **Angehörige stützen:** Menschen mit Depressionen und/oder Manien, insbesondere mit bipolaren Störungen, zu behandeln, ohne die subjektive Position der Angehörigen wahrzunehmen und zu stützen, kommt einem Kunstfehler gleich. Einen geliebten Menschen in der Depression zu (er)tragen und zu stützen, ohne seine Autonomiewünsche zu übersehen, ihm in der Manie Grenzen zu setzen, ohne ihn abzuwerten oder sich selbst abgewertet zu fühlen, das ist eine hohe Kunst. – Der vielleicht notwendige emotionale Sicherheitsabstand ist mit eigener Unterstützung leichter zu halten.

Umgang mit Krisen

Antworten des Lebens – Umgang mit Konflikten

Im Verlaufe von Depressionen und Manien kann es zu kritischen Zuspitzungen kommen. In depressiven Krisen geht es vor allem um Suizidgedanken (siehe nächstes Kapitel), manische Krisen können inszeniert sein, um Grenzen zu erfahren und Klarheit zu gewinnen.

> *»In Manien beginne ich andere zu provozieren. Und diese Haltung kann sich verselbstständigen. Ich bin dann auf der Suche nach Grenzen. Die Grenze aber muss hundertprozentig klar sein, dann kann ich sie akzeptieren. Mein Gegenüber muss eine ganz persönliche Autorität haben. In der Manie habe ich äußerst feine Antennen, was stimmt oder nicht, also ob der andere stimmig ist oder nicht.«*

Oder die Krisen können auf alten Konflikten beruhen, die in Manien eine Zuspitzung erfahren:

> *»In den Auseinandersetzungen, die ich in Manien habe und suche, werden mir Dinge deutlich, die ich sonst verdränge. Ich gewinne Erkenntnisse über Konflikte, die auch später Bestand haben. Zum Beispiel habe ich in einer manischen Phase erkannt, dass meine Mutter mir nichts zutraut, und ich habe gemerkt, dass das schon immer so war. Auf diese Erkenntnis konnte ich dann später auch zurückgreifen und mich mit meiner Mutter angemessener auseinandersetzen.«*

In beiden Zitaten wird eine Sehnsucht nach Stimmigkeit und Wahrheit spürbar. Insofern bedeutet eine Manie zwar häufig die Aufkündigung von Konventionalität und Kompromissen, ist aber keineswegs nur negativ definiert. Das soll und kann manische Krisen nicht verharmlosen. Vor allem in Manien, die als solche noch nicht erkannt sind, kann es zu Handlungen mit langfristig negativer Wirkung kommen: Langfristige Verträge werden geschlossen oder gekündigt, teure Anschaffungen getätigt, wertvolle Gegenstände verschenkt, riskante Liebschaften geschlossen oder tiefe Freundschaften »verraten«. Den manischen Patienten und seine Angehörigen kann großes materielles und seelisches Leid treffen. Die statistische Aussage, dass das seltener geschieht als allgemein angenommen, hilft der betroffenen Familie wenig. Und doch verdient es, festgehalten zu werden, dass depressive und manische Patienten insgesamt eher unterdurchschnittlich häufig mit dem Gesetz in Konflikt kommen.

Die meisten manischen Handlungen lassen sich im Nachhinein mit fachärztlicher und juristischer Hilfe rückgängig machen. Zumindest lässt sich ihr Schaden begrenzen. Doch das erfordert von allen Beteiligten ein selbstbewusstes Handeln und die Bereitschaft zur offenen Kontroverse. Diese Bereitschaft muss zum familiären und zum therapeutischen Repertoire gehören. Angehörige sollten sich nicht scheuen, im Zweifel auch gegen den Willen des Betroffenen Hilfe zu mobilisieren. Und zuständige Therapeuten sollten sich davor hüten, unangenehme Entscheidungen weiterzudelegieren.

Das Urteil von manischen Patienten, die sich im Rahmen des Psychoseseminars rückblickend äußerten, war eindeutig:

> *»So wie wir euren emotionalen Beistand brauchen, so haben wir auch ein Recht auf klare Entscheidungen, wenn wir selbst dazu nicht in der Lage sind. Wichtig ist uns, dass sie authentisch und möglichst auf der Basis einer bestehenden Beziehung passieren, und nicht feindselig aufgesetzt von einer fremden Person.«*

Ähnliches gilt für den möglicherweise notwendigen stationären Aufenthalt: Eine Disziplinierung um der Disziplin willen heizt die Manie an, eine klare Kontroverse auf der Basis einer Beziehung aber hat eher Chancen, ihr Ziel der Deeskalation zu erreichen. Natürlich spielt für beide Seiten die Atmosphäre auf der Station eine wichtige Rolle. Eine Klinik, die alle erregten Patientinnen und Patienten auf sogenannten Aufnahmestationen zusammenfasst, muss sich nicht wundern, viele Fixierungen und Zwangsmedikationen zu brauchen. Kliniken mit verteiltem Aufnahmedienst, freundlicher Atmosphäre und »offener Tür« kommen mit einem Bruchteil derartiger Maßnahmen aus (Ketelsen u.a. 2004).

»Auf Leben und Tod?« – Umgang mit suizidalen Krisen

»In dem einen Krankenhaus bin ich immer wieder gefragt worden: ›Haben Sie Selbstmordgedanken?‹ In dem anderen zuvor hat sich niemand dafür interessiert. Die Fragen waren mir peinlich und doch war ich dankbar dafür. Bleibt der Gedanke heimlich, dann wird er immer mächtiger. Er nimmt richtig Besitz von mir. Wenn ich mich nicht mitteilen kann, sitzt der Gedanke in mir wie eine kleine Bombe. Wenn mich jemand fragte, war ich erleichtert zu antworten, auch wenn ich wusste, dass ich dann Ausgangssperre bekomme. Es war eine Erleichterung, die explosive Last loszuwerden.«

Häufigkeit

Die Zahl der Menschen, die sich in Deutschland während eines Jahres das Leben nehmen, ist höher als die Zahl der Verkehrstoten. Im Jahre 2015 waren es 10 078 Suizide und 3 459 Verkehrstote – wobei die Suizide seit einigen Jahren deutlich rückläufig sind. Das Verhältnis von vollendeten zu versuchten Suiziden betrug bei

Männern 1:3 und bei Frauen 1:10. Nach einer Untersuchung (Faust 1995, S. 73) leiden rund zwei Drittel all derer, die Hand an sich legen, unter Depressionen. Doch sind diese Schätzungen problematisch, weil die Diagnose meist im Nachhinein vorgenommen wurde und damit auch dem Vorurteil Rechnung trägt, dass suizidale Menschen depressiv sein müssen.

Umgekehrt bestätigt die klinische Erfahrung, dass nahezu alle Menschen in Depressionen zeitweilig suizidale Gedanken haben. Gewissermaßen scheint beides zusammenzugehören: Die Einengung der Wahrnehmung und der Gefühle, wie sie viele Depressive kennen, wird auch als präsuizidales Syndrom beschrieben. Die subjektive Bewertung von Niederlagen und Niederschlägen beginnt sich zu unterscheiden von dem, was Menschen üblicherweise »wegstecken«. Und die gesunden Gegenregulations- und Selbsterhaltungs-kräfte verlieren an Gewicht. Auch das gilt für depressive wie für suizidale Menschen gleichermaßen. Dass es neben depressiven Menschen auch andere sogenannte Risikogruppen gibt, die relativ häufig zu suizidalen Handlungen neigen, möchte ich hier nur am Rande erwähnen.

In der Depression denken wir zwar ans Sterben, wollen zumindest so nicht mehr leben, sind zugleich aber durch die Lähmung aller Energien tendenziell geschützt. Gefährlich wird es, wenn der Antrieb im Wechsel der Phasen zunimmt, bevor die Stimmung »aus dem Keller« herauskommt; diese zeitlich versetzte Veränderung wird häufig durch die Antidepressiva noch verstärkt. Wir brauchen also erst eine Vertrauensbeziehung, bevor der Einsatz von Akutmedikation zu riskieren ist.

Irrtümer

Im Umgang mit suizidalen Krisen gilt es, verbreitete Irrtümer zu korrigieren:

- »Wer vom Suizid redet, wird ihn nicht begehen.« Das ist falsch. Von denen, die sich erfolgreich das Leben nahmen, haben die meisten vorher von ihren Absichten gesprochen.
- »Wer sich erfolgreich tötet, hat dies auch unbedingt gewollt.« Tatsächlich schwanken die meisten Suizidenten zwischen dem Wunsch zu leben und dem zu sterben. Viele führen eine Art Gottesurteil herbei und überlassen vermeintlich anderen die Entscheidung.
- »Wenn es einem depressiven Menschen besser geht, ist die Gefahr vorbei.« Leider gilt eher das Gegenteil: Im Moment des Auftauchens aus der Depression – vor allem wenn dies mit medikamentöser Hilfe beschleunigt wird – ist die depressionstypische Handlungshemmung oft aufgehoben, bevor sich die Stimmung aufhellt. Der depressive Selbstschutz fällt weg und die suizidale Gefahr ist besonders groß.

Mut zum Gespräch

Suizidale Absichten können verständlicherweise besonders bei Angehörigen große Angst, Wut und Verzweiflung auslösen. Es ist wichtig, die geäußerten Gedanken ernst zu nehmen, ihnen Aufmerksamkeit zu schenken und zusätzliche Hilfe in Anspruch zu nehmen. Eingebettet in eine tragende Beziehung – sei sie nun partnerschaftlich, familiär oder therapeutisch – kann eine suizidale Krise auch eine Wende zum Guten einleiten. Nahe dem Tod ist auch das Leben. Und im Moment der akuten Krise können uralte verschüttete Konflikte glasklar sichtbar werden. Ihre Bearbeitung mag dann längere Zeit in Anspruch nehmen, doch im Moment der Krise ist der erste Schritt entscheidend.

Wichtig ist, die Augen vor möglicher Suizidalität nicht zu verschließen und den Mut zum direkten Gespräch zu haben. Im therapeutischen Gespräch spitzt sich das depressionstypische Dilemma noch einmal zu: Auf der einen Seite gilt es, die Autonomie zu wahren, auf der anderen werden Unterstützung und Schutz verlangt. Der Mensch ist vermutlich das einzige Lebewesen, das die Freiheit besitzt, sein Leben selbst zu beenden. Und dennoch habe ich als Therapeut die Pflicht, um eben dieses Leben zu ringen und mein Möglichstes zu tun, um es zu bewahren. Ich kann und muss mit diesem Dilemma offen umgehen, darf beide Seiten nicht leugnen, dann besteht die Chance für eine offene Begegnung. Keine geschlossene Tür und keine offene Beziehung können eine Selbsttötung hundertprozentig ausschließen. Niemand kann das Leben eines anderen garantieren. Doch sicher ist, dass mit einem Menschen, der an einen Suizid denkt, eine Begegnung nur gelingen kann, wenn ich mich an sein Thema herantraue.

Welche Möglichkeiten Angehörige, Freunde und Therapeutinnen haben, wo ihr Spielraum und wo ihre Verantwortung anfängt oder aufhört, ist nicht allgemein zu klären. Im Zweifel müssen sich die verschiedenen Beziehungsangebote auf den jeweils sehr unterschiedlichen Ebenen ergänzen. Und ich kann gut verstehen, dass ein liebender Angehöriger, wenn es um Leben und Tod geht, Entlastung und Unterstützung braucht.

KURZGEFASST Der Gedanke, sterben oder zumindest so nicht mehr weiterleben zu wollen, ist meist situationsbedingt und auch unabhängig von Erkrankungen sehr verbreitet, kann aber in Zusammenhang mit Depressionen besonders drängend und quälend werden. Niemand aber muss sich deshalb schämen. Wichtig ist, mit diesen Gedanken nicht allein zu bleiben und sich – neben der Unterstützung durch Freunde und Angehörige – auch professionelle therapeutische Hilfe zu holen. Dann besteht die Möglichkeit, die quälende Eigendynamik der suizidalen Gedanken zu überwinden und zum Kern der Verzweiflung vorzustoßen.

»Wie komme ich da wieder raus?« Rechtliche Aspekte

Unterbringungs- und Betreuungsrecht

Die Entscheidungsfreiheit jedes Menschen ist ein hohes Gut. Verschiedene Bestimmungen des Grundrechts garantieren die Selbstverantwortung des Einzelnen. Auch ärztliche Maßnahmen sind in aller Regel nur mit Zustimmung der Patientinnen und Patienten möglich. Für psychisch erkrankte Menschen, die vorübergehend nicht erkennen können, dass sie gefährdet sind und Hilfe brauchen, sind Ausnahmen auf zwei Wegen möglich: Der Schutz der öffentlichen Sicherheit ist (im Rahmen des § 70 des Gesetzes über die freiwillige Gerichtsbarkeit) durch die Unterbringungsgesetze der Bundesländer geregelt, während fürsorgliche Maßnahmen im Betreuungsrecht festgelegt sind.

Unterbringungsgesetze: Eine öffentlich-rechtliche Unterbringung ist nur möglich, wenn eine aktuelle Selbst- und Fremdgefährdung besteht, die anders als durch eine fremdbestimmte Unterbringung

Depression	Hierarchie der Ziele	Manie
Schutz vor Suizidalität Therapeutische Bindung, ggf. Einweisung, Medikation (Risiko Antidepressiva!), aufsuchende Hilfen	1 **Lebenssicherung**	Schutz vor Selbstgefährdung Therapeutische Begrenzung, Einweisung, Medikation (Problem Compliance)
Essen, Trinken, Schlaf	2 **Grundbedürfnisse** Was ist die Basis?	Ernährung, Schlaf-Wach-Rhythmus
Unterstützung der Familie, Erhalt der Arbeit Angehörigenarbeit, Krankschreibung	3 **Soziales Netz** Wer braucht Hilfe?	Entlastung der Angehörigen, sozialer Schutz Angehörigenarbeit, Krankschreibung
Minimale Aktivitäten, Kontakte, Rhythmen, Aufgaben	4 **Selbsterhalt** Was geht trotzdem noch?	Unterscheidung von elementarem und assoziativem Handeln
Entlastung ohne zusätzliche Kränkung	5 **Akzeptieren der Erkrankung**	Selbstschutz bzgl. finanziellen u.a. Angelegenheiten
Ambulante oder stationäre Hilfe? Art der Medikation	6 **Entscheidungsspielraum erweitern**	Aushandeln der Behandlung
Überprüfen von fremden Maßstäben, Suche nach eigenen	7 **Konflikte annehmen**	Konflikte rechtzeitig angehen
Verdeckte Trauer? Wut?	8 **Gefühle wahrnehmen**	Verdeckte Trauer, alte Kränkungen?
Sich mehr spüren	9 **Selbstkonzept prüfen** Innere Mitte	Innehalten für Momente
Verdeckte Bedürfnisse, Sorgen? Balance von Arbeit und Genuss	10 **Aus Phasen lernen, Selbstwahrnehmung vervollständigen**	Ungewohnte Stärken, und Wünsche? Ungewöhnliches in Alltag integrieren, statt für Manie aufheben

Abbildung 4: **Hierarchie der Hilfen – eine Übersicht** (Bock & Koesler 2005)

nicht abzuwenden ist. In diesem Fall kann ein Facharzt, dessen Entscheidung in einer Frist von ein bis zwei Tagen durch einen Amtsrichter überprüft werden muss, eine vorläufige Unterbringung gegen den Willen des Betroffenen veranlassen. Der Richter muss sich selbst ein Bild machen, also den Patienten sehen und anhören. Der Patient muss über seine Rechte aufgeklärt werden, kann gegen die Unterbringung Beschwerde einlegen und dabei die Hilfe eines Rechtsanwalts in Anspruch nehmen. Wenn der Weg ins Krankenhaus anders nicht möglich ist, kann bzw. muss die Polizei zu Hilfe gerufen werden. Nach Ablauf der Unterbringungsfrist ist eine neue Entscheidung erforderlich. Häufig kann dieses formale Vorgehen aber ausgesetzt werden, wenn entweder nach Entlastung der akuten Situation keine aktuelle Gefahr mehr besteht oder wenn der Patient einer weiteren freiwilligen Behandlung zustimmt.

Um in diesem Zusammenhang einem verbreiteten Missverständnis vorzubeugen: Die öffentlich-rechtliche Unterbringung gegen den Willen der Betroffenen bedeutet nicht zwangsläufig eine Behandlung hinter geschlossenen Türen. Das Krankenhaus ist lediglich verpflichtet, den freien Ausgang zu kontrollieren bzw. zu verhindern. Wie das geschieht – ob durch geschlossene Türen oder durch persönliche Kontrolle und Begleitung –, ist im Gesetz nicht geregelt. Außerdem rechtfertigt die Unterbringung wegen akuter Selbst- und Fremdgefährdung noch keine Zwangsbehandlung, Fixierung oder Isolation. Deren rechtliche Handhabung wurde in der deutschen Psychiatrie und Justiz lange zu lasch und widersprüchlich gehandhabt, bis sie 2012 von hohen Gerichten ausgesetzt wurde. In der folgenden Interimszeit bis zur Verfassung neuer und klarerer Gesetze entdeckten etliche Kliniken und Klinikchefs, dass das Ringen um Dialog Zwangsbehandlungen sehr weitgehend ersetzen kann (Zinkler u.a. 2016).

Betreuungsrecht: Im Betreuungsrecht geht es nicht um Schutzrechte der Allgemeinheit, sondern ausschließlich »um die Wahrung der Interessen von Patienten, die ihre Rechte vorübergehend oder auf Dauer nicht sinnvoll wahrnehmen können« (Luderer 1994, S. 131). An die Stelle der beiden alten Instanzen Vormundschaft und Pflegschaft trat am 1. Januar 1992 die Möglichkeit der Betreuung. Ein Betreuer oder eine Betreuerin kann für bestimmte Bereiche bestellt werden, die die betreffende Person aufgrund einer psychischen Krankheit, einer geistigen oder körperlichen Behinderung nicht mehr selbst regeln kann. Solche Bereiche können im Zusammenhang mit einer manischen Phase zum Beispiel Finanzangelegenheiten sein, wenn es darum geht, unüberlegte Geldausgaben mit langfristig negativen Folgen zu verhindern. Oder es kann im Falle einer Depression um Vertragsrechte gehen, wenn etwa eine unüberlegte Kündigung aufzuhalten ist.

Wenn der Betreuer auch für die Bereiche »Aufenthaltsbestimmung« oder »Gesundheitsvorsorge« zuständig ist, kann er beim Vormundschaftsgericht die Genehmigung einer bestimmten ambulanten oder stationären Behandlung beantragen.

In der Regel wird die Betreuung – unter Berufung auf ein ärztliches Attest – von Angehörigen oder Freunden beantragt. Das zuständige Vormundschaftsgericht muss die betreffende Person persönlich anhören und vor der Entscheidung das Gutachten eines Sachverständigen einholen. Dieses Verfahren dauert meist mehrere Wochen. In Ausnahmefällen kann das Gericht auf der Grundlage eines Attests ohne Gutachten über eine einstweilige Anordnung eines vorläufigen Betreuers entscheiden.

Betreuer können Amts- und Privatpersonen sein. Sowohl die Angehörigen als auch der Patient können Betreuer vorschlagen und wünschen. Auch Angehörige können Funktionen der rechtlichen Betreuung übernehmen, doch will das wegen der Vermischung verschiedener Beziehungsebenen gut überlegt sein. Meist dürfte es für beide Seiten entlastender sein, eine neutrale Person einzuschalten, sodass die familiäre Beziehung so weit wie möglich unbeeinflusst bleibt. In den meisten Städten oder Landkreisen existieren Betreuungsvereine, von denen die privaten Betreuer beraten, geschult und gestützt werden. Die zum Teil hohen Erwartungen an das neue Betreuungsrecht wurden leider nicht erfüllt, weil die notwendigen finanziellen Mittel eingeschränkt wurden.

Geschäftsunfähigkeit

Im Rahmen von Manien und unter Umständen auch von Depressionen kann es zu unüberlegten Entscheidungen mit langfristigem Schaden für die betreffende Person und auch für ihre Familie kommen. In Manien werden beispielsweise unsinnige bzw. ungünstige Geldgeschäfte getätigt und langfristige vertragliche Bindungen eingegangen, die später niemand einhalten kann oder will. In Depressionen kann es passieren, dass jemand arbeitsrechtlich oder privatrechtlich bindende Verträge kündigt und dies später bereut.

Unter bestimmten Umständen und unter Berufung auf den § 104 bzw. 105 BGB (Geschäftsunfähigkeit/vorübergehende Geschäftsunfähigkeit) ist es möglich, solche Geschäfte rückgängig zu machen. Ein im Zustand der Geschäftsunfähigkeit getätigtes Geschäft ist nicht rechtsgültig. Ein Kaufvertrag oder eine Kündigung muss rückgängig gemacht werden.

Selbstverständlich sollten Ansprüche so schnell wie möglich und mit ärztlichem Attest geltend gemacht werden; meist dürfte es auch angemessen sein, einen Rechtsanwalt einzuschalten.

Menschen mit Manieerfahrung sollten versuchen, rechtzeitig Vorsichtsmaßnahmen zu treffen, indem sie zum Beispiel Konten sperren lassen und Scheck- oder Kreditkarten vorübergehend einer Vertrauensperson übergeben, bis sie sich ihrer selbst wieder sicher sind.

Strafbare Handlungen

Strafbare Handlungen sind während einer Depression oder Manie nicht häufiger als im sogenannten Normalzustand. Depressive und manische Patienten sind sogar eher unterdurchschnittlich häufig in der Kriminalstatistik zu finden. »Selbst die Dunkelziffer von Tätlichkeiten auf einer psychiatrischen Station würde ich weniger den manischen Patienten zuschreiben, und wenn doch, dann vor allem wegen unklug gemanagter Situationen. Menschen in akuter Manie wirken manchmal bedrohlich, tun aber selten etwas Schlimmes, nur wenn jemand es darauf ankommen lässt. Kleinere Betrugsdelikte, die in der Manie vorkommen können, werden in der Regel im Zustand der Geschäftsunfähigkeit und ohne kriminelle Absicht begangen«, so Hans-Ludwig Kröber.

Schuldunfähigkeit und eingeschränkte Schuldfähigkeit werden im Strafgesetzbuch (§ 20) geregelt. Sie gelten, wenn krankheitsbedingt die Einsichts- oder Steuerungsfähigkeit eingeschränkt ist. Wenn ein manischer Patient also aufgrund einer krankheitsbedingten Fehleinschätzung eine Betrugshandlung versucht oder begangen hat, so ist er deshalb in aller Regel strafrechtlich nicht zu belangen. Wer im manischen Übermut das Auto des Nachbarn beschädigt hat, kann zwar wegen Sachbeschädigung nicht belangt werden, muss aber meist für den Schaden aufkommen oder ihn beseitigen.

Verkehrstüchtigkeit

Durch Krankheit und/oder medikamentöse Behandlung kann die Leistungsfähigkeit gemindert sein, insbesondere die Aufmerksamkeit und damit auch die Verkehrstüchtigkeit. Entsprechende Regelungen des Verkehrsministeriums sind im Gutachten »Krankheit und Kraftverkehr« vom April 1985 niedergelegt. Danach gilt auch für Depressionen und Manien, dass bei schwerer akuter Krankheit das Führen von Fahrzeugen aller Klassen untersagt ist, weil die Beurteilung der Realität nicht mehr sicher möglich ist und/oder Konzentration und Antrieb gestört sein können.

KURZGEFASST Rechtsberatung bekommt man in Versorgungseinrichtungen oder über Ombudsleute und Beschwerdestellen, in konkreten Konflikten auch bei niedergelassenen Rechtsanwälten oder kommunalen Beratungsstellen etwa der Wohlfahrtsverbände. Bei Fragen nach der Verkehrstüchtigkeit helfen auch vom TÜV beauftragte Psychologen.

Schlussbemerkung

Ich möchte dieses Buch mit ein paar zusammenfassenden Bemerkungen abschließen:

1. Ein Leben ohne Stimmungs- und Energieschwankungen ist unvorstellbar. An sich zu zweifeln und dabei zu verzweifeln wie auch über sich hinauszudenken und sich dabei zu verlieren, dies alles gehört zum Wesen des Menschen. Das schließt tiefe Erschöpfung, Lähmung, Vermeidung von Trauer und Ärger sowie die Flucht nach vorn ein. Wer manisch-depressiv wird, schöpft die Möglichkeiten, die wir alle haben, radikal aus.
2. Manie und Depression werden nicht durch Veränderungen im Hirnstoffwechsel verursacht. Doch können die Transmitter auf psychischen Stress und seelische Not reagieren und dann auch »biologische Narben« bilden, die für neues Unglück und für weitere Enttäuschungen noch empfindlicher machen.
3. Medikamente können also unabhängig von der Frage der Verursachung sinnvoll sein. Ohne begleitende psychotherapeutische Hilfe aber sind sie fahrlässig.
4. Bipolare Störungen können auch zu unrealistischen Wahrnehmungen (etwa Verarmungs- oder Größenwahn) führen. Solche Veränderungen werden oft zu schnell als schizophrene oder schizoaffektive Psychose fehldiagnostiziert. Inzwischen setzt sich eine Unterscheidung von Bipolar-I- und Bipolar-II-Störungen durch.
5. Hinsichtlich der Medikation findet ein Umdenken statt: Bei Manien werden weniger Neuroleptika gegeben, etwa wegen größerer Nebenwirkungen und der Gefahr des Absetzens; bei Depressionen herrscht größere Vorsicht mit Antidepressiva, und

zwar bei unipolaren Depressionen wegen des Suizidrisikos, bei bipolaren Störungen auch wegen der Gefahr eines Durchstartens in die Manie (»Swift«). Im Vordergrund stehen Phasenprophylaktika bzw. »Mood-Stabilizer« (wie Lithium und Offiril), nicht nur prophylaktisch, sondern auch als Akut-Behandlung.

6. Bipolare Störungen bedeuten vor allem eine tiefe Verunsicherung des Selbstwertgefühls und des eigenen inneren Maßstabs, deshalb ist in der Behandlung alles zu vermeiden, was zusätzlich kränkt und verunsichert.
7. Für eine langfristige Stabilisierung ist eine tragende psychotherapeutische Beziehung notwendig. Bei Patienten mit häufigen Phasen sollte sie strukturübergreifend, also unabhängig vom ambulanten oder stationären Status konzipiert sein. Therapeuten, die Menschen mit bipolaren Störungen begleiten wollen, sollten selbst in methodischer Hinsicht zwischen mindestens zwei Polen zu Hause sein.
8. Erste Schritte aus der Depression sind so zu wählen, dass der Erfolg unvermeidlich wird, und Frühwarnzeichen der Manie sind wahrzunehmen, solange eine Einflussnahme noch möglich ist. Dies gelingt am ehesten im Kontext einer therapeutischen Gruppe oder Selbsthilfegruppe.
9. Einen geliebten Menschen durch eine Depression und Manie zu begleiten erfordert eine schwierige Balance von Abstand und Nähe. Angehörige bedürfen dabei oft eigener Unterstützung. Wer sie als Therapeut in akuten Krisen ausblendet oder ausgrenzt, begeht einen Kunstfehler.
10. Heilung und Genesung hängen von vielen Faktoren und nur begrenzt von der medizinischen und psychotherapeutischen Behandlung ab. Sehr persönliche, authentische Erlebnisse und soziale

Erfahrungen können eine große Rolle spielen. Ebenso soziokulturelle und konkrete sozialpolitische Rahmenbedingungen (Amering 2012).

Dieses Buch gehört neben *Stimmenreich. Mitteilungen über den Wahnsinn* zu den ersten »trialogischen« Ratgebern, in denen die Perspektiven der Erfahrenen, Angehörigen und der Wissenschaft bzw. der therapeutisch Tätigen zusammenkommen und zu neuen Erkenntnissen führen. Diese trialogische Orientierung hat inzwischen auch die Deutsche Gesellschaft für Bipolare Störungen (www.dgbs.de) und die von ihr herausgegebene Zeitschrift *InBalance* geprägt. Bei Aufklärungs- und Informationskampagnen will dieses Buch hilfreich sein, weil es neben den psychopathologischen Besonderheiten auch die anthropologischen, zutiefst menschlichen Aspekte berücksichtigt. Die Fallbeispiele geben authentische Geschichten wieder – geschrieben von denen, die sie erlebt haben. Für diese Hilfe möchte ich mich hier noch einmal bedanken – in der Hoffnung, dass daraus der Trialog weiter an Kraft gewinnt, die psychiatrische Versorgung prägt und den gesellschaftlichen Umgang mit Depressionen und Manien zunehmend vorurteilsfreier und damit menschlicher werden lässt.

Literatur

Allgemein verständliche Fachliteratur

AG der Psychoseseminare (2001): »Es ist normal, verschieden zu sein« – Verständnis und Behandlung von Psychosen; Eigendruck (Broschüre beim Autor für 1 Euro erhältlich).

Bauer, M. (2007): Weißbuch Bipolare Störungen in Deutschland. Stand des Wissens – Defizite – Was ist zu tun? Norderstedt.

Bock, T. (2021): Eigensinn und Psychose. »Noncompliance« als Chance. Neumünster.

Bock, T.; Buck, D.; Esterer, I. (1997): Es ist normal, verschieden zu sein. Psychosoziale Arbeitshilfen 10. Bonn.

Bock, T., Deranders, J. E.; Esterer, I. (1998): Im Strom der Ideen. Stimmenreiche Mitteilungen über den Wahnsinn. Bonn.

Bock, T., Buck, D.; Esterer, I. (2007): Stimmenreich. Mitteilungen über den Wahnsinn. Bonn.

Bräunig, P.; Krüger, S.; Rosbander, Y. (2005): Kinder bipolar erkrankter Eltern. Norderstedt.

Bundesverband der Angehörigen psychisch Kranker (Hg.) (2014): Mit psychischer Krankheit in der Familie leben. Rat und Hilfe für Angehörige. Köln.

Faust, V. (2005): Depressionsfibel. Frankfurt a. M.

Faust, V. (1997): Depressionen – Erkennen und Verstehen (Teil 1 und 2). In: *Krankenhauspsychiatrie,* 8, S. 93–97, 136–140.

Finzen, A.; Hoffmann-Richter, U. (2014): Die häufigsten psychischen Krankheiten. In: Bundesverband der Angehörigen psychisch Kranker (Hg.): Mit psychischer Krankheit in der Familie leben. Rat und Hilfe für Angehörige. Köln, S. 84–113.

HALAMA, P. (1991): Ratschläge für Patienten, die an einer Depression leiden, und für ihre Angehörigen. Bochum.

HEHNCHEN, H.; RAFAELSON, O. J. (1992): Depression, Melancholie, Manie – Ein Buch für Kranke und Angehörige. Stuttgart.

HELL, D. (2006): Welchen Sinn macht Depression? Reinbek.

KRÜGER, ST. (2003): Mutter werden mit einer bipolaren Störung. Was sollte ich wissen? Ratgeber. Norderstedt.

LUDERER, H.-J. (1994): Himmelhoch jauchzend, zum Tode betrübt – Depression und Manie, Ursachen und Behandlung. Stuttgart.

PRINS, S. (2006): Seitenwechsel. Psychiatrieerfahrene Professionelle erzählen. Neumünster.

NAVRATIL, L. (1994): Schizophrene Dichter. Frankfurt a. M.

STRATENWERTH, I.; BOCK, T. (1998): Stimmen hören. Botschaften aus der inneren Welt. München.

WOLFERSDORF, M. (2010): Depression. Die Krankheit bewältigen. Bonn.

YAPKO, M. (2002): S. O. S. Depression – Schnelle und wirksame Hilfe für Betroffene. Heidelberg.

Erlebnisberichte

BUCK, D. (2005): Auf der Spur des Morgensterns. Neumünster.

FLACH, F. (2000): Depression als Lebenschance – Seelische Krisen und wie man sie nutzt. Reinbek.

HESSE, A. M. (2002): Schatten auf der Seele – Wege aus Angst und Depression. Meine Erfahrungen mit Therapien. Freiburg i. Br.

KESSLER, N. (1997): Manie-Feste. Frauen zwischen Rausch und Depression. Drei Erfahrungsberichte. Bonn.

Kuiper, P. (2007): Seelenfinsternis – Die Depression eines Psychiaters. Frankfurt a. M.

Melle, T. (2016): Die Welt im Rücken. Berlin.

Redfield-Jamison, K. (1999): Meine ruhelose Seele – Die Geschichte einer manischen Depression. München.

Salomon, A. (2001): Saturns Schatten – die dunklen Welten der Depression. Frankfurt a. M.

Schlösser, S. (2011): Lieber Matz, dein Papa hat 'ne Meise. Ein Vater schreibt Briefe über seine Zeit in der Psychiatrie. Berlin.

Kinder- und Jugendbuch

Bock, T. (2003): Pias lebt … gefährlich. Jugendroman mit fachlichem Anhang. Bonn.

Fessel, K. S.; Kull, H. (2018): Nebeltage, Glitzertage. Kindern bipolare Störungen erklären. Köln.

Homeier, S. (2006): Sonnige Traurigtage. Frankfurt a. M.

Stratenwerth, I.; Bock, T. (2013): Die Bettelkönigin. Mit Illustrationen von H. Wohlgemuth. Köln.

von Mosch, E. (2014): Mamas Monster. Was ist nur mit Mama los? Köln.

Belletristik

Diese Romane und Erzählung sind zum Thema lesenswert: Ingeborg Bachmanns *Der Fall Franza* und *Malina;* Marie Cardinals *Schattenmund;* Iwan Gontscharows *Oblomow;* Franz Kafkas *Die Verwandlung;* Thomas Manns *Die Betrogene;* Jean-Baptiste Molières *Der eingebildete Kranke;* Zibby Oneals *Bist du traurig, Spiegelbild?;* Botho Strauß' *Die Widmung;* Johanna Walsers *Die Unterwerfung.*

Fachliteratur

ALDENHOFF, J. (1997): Überlegungen zur Psychobiologie der Depression. In: *Der Nervenarzt,* 68, S. 379–389.

AMERING, M.; SCHMOLKE, M. (2012): Recovery. Das Ende der Unheilbarkeit. Köln.

BOCK, T. (2009): Lichtjahre – Psychosen ohne Psychiatrie. Selbstverständnis und Lebensentwürfe von Menschen mit unbehandelten Psychosen. Köln.

BOCK, T. (2016): Müssen wir alles wollen, was wir können? Und unter welchen Bedingungen? Gedanken und Frage zur EKT-Diskussion. In: *Der Eppendorfer,* 12, S. 6.

BOCK, T.; HEINZ, A. (2016): Psychosen: Ringen um Selbstverständlichkeit. Köln.

BOCK, T.; KOESLER, A. (2005): Bipolare Störungen. Manie und Depression verstehen und behandeln. Bonn.

BOCK, T.; LAMBERT, M. (2013): Hamburger Modell. Entwicklungspotenziale der Krankenhausversorgung. In: *Nervenheilkunde,* 32(5), S. 270–274.

DAVIDSON, L.; STRAUSS, J. S. (1992): Sense of self in recovery from severe mental illness. In: *Brit. Journal of Med.* Psychology, 68, S. 131–148.

DÖRNER, K. (1975): Bürger und Irre. Frankfurt a. M.

DÖRNER, K.; PLOG, U.; BOCK, T.; BRIEGER, P.; HEINZ, A.; WENDT, F. (HG.) (2016): Irren ist menschlich. Lehrbuch für Psychiatrie und Psychotherapie. Köln.

FRANKL, V. (2005): Der leidende Mensch – Anthropologische Grundlagen der Psychotherapie. Göttingen.

FREUD, S. (1917/2020): Trauer und Melancholie. In: Ders.: Gesamtausgabe (1917–1920), Band 16. Gießen.

GIELEN, R.; GEISSLER, D.; GIESLER, H.; BOCK, T. (2012): Leitlinie Bipolare Störungen und die Bedeutung des Trialogs. In: *Der Nervenarzt,* 83, 5, S. 587–594.

HEUMANN, K.; JANSSEN, L.; RUPPELT, F.; MAHLKE, C.; SIELAFF, G., BOCK, T. (2016): Auswirkungen von Peer-Begleitung für Angehörige auf Belastung und Lebensqualität – eine Pilotstudie. In: *Zeitschrift für Psychiatrie, Psychologie und Psychotherapie,* 64, S. 54–53.

KETELSEN, R.; SCHULZ, M.; ZECHERT, C. (2007): Seelische Krise und Aggressivität. Umgang mit Deeskalation und Zwang. Bonn.

KIPP, J.; UNGER, H.-P.; WEHMEIER, P. (2012): Beziehung und Psychose. Leitfaden für den verstehenden Umgang mit schizophrenen und depressiven Patienten. Gießen.

KNUF, A.; OSTERFELD, M.; SEIBERT, U. (2007): Selbstbefähigung fördern. Empowerment und psychiatrische Arbeit. Bonn.

KRÖBER, H.-L. (1991): Erschreckende Heiterkeit – Die akute Manie in der Sicht der Psychopathologen. In: *Fundamenta Psychiatrica,* 5, S. 133–139.

KRÖBER, H.-L. (1992): Akute Krisen bei Manien. In: *Nervenheilkunde,* 11, S. 1–3.

KRÖBER, H.-L. (1993): Bipolare Patienten im Intervall: Persönlichkeitsstörungen und Persönlichkeitswandel. In: *Der Nervenarzt,* 64, S. 318–323.

MAHLKE, C.; PRIEBE, S.; HEUMANN, K.; DAUBMANN, A.; WEGSCHEIDER, K.; BOCK, T. (2016): Effectiveness of one-to-one peer support for patients with severe mental illness – a randomised controlled trial. In: *European Psychiatry,* 42, S. 103–110.

Mentzos, S. (2001): Depression und Manie. Psychodynamik und Therapie affektiver Störungen. Göttingen.

Rosa, H. (2019): Resonanz – eine Soziologie der Weltbeziehung. Frankfurt a. M.

Rosa, H. (2020): Unverfügbarkeit. Frankfurt a. M.

Utschakowski, J.; Sielaff, G.; Bock, T.; Winter, A. (2016): Experten aus Erfahrung. Peerarbeit in der Psychiatrie. Köln.

Weidland, T.; Uhlig, R.; Glissmann, S.; Bock, T. (2015): Bipolar Erfahrene und Angehörige in gemeinsamer Psychotherapiegruppe. In: *Balance,* 2, S. 4.

WHO, Weltgesundheitsorganisation (2017): Depression and Other Common Mental Disorders. Global Health Estimates. Genf. apps.who.int/iris/bitstream/10665/254610/1/WHO-MSD-MER-2017.2-eng.pdf?ua=1 (13.6.2018).

Wiegand, M.; Matussek, P. (1991): Vorstellungen depressiver Patienten über die Ursache ihrer Erkrankung. In: *Psychother., Psychosom. Med. Psychol.,* 41, S. 199–205.

Wirth, K.; Jungbauer, J. (2016): »Ihre Krankheit beeinflusst mich jeden Tag – ob positiv oder negativ.« Ergebnisse einer Studie mit erwachsenen Kindern psychisch erkrankter Eltern. In: *Psychosoziale Umschau,* 3, S. 38–39.

Wittchen, H.U.; Jacobi, F. (2006): Epidemiologie. In: G. Stoppe; A. Bramesfeld; F.W. Schwartz (Hg): Volkskrankheit Depression? Bestandsaufnahme und Perspektive. Berlin, Heidelberg, S. 15–37.

Wittchen, H.U.; Jacobi, F.; Klose, M.; Ryl, L. (2010): Depressive Erkrankungen. Gesundheitsberichterstattung des Bundes, 51, www.rki.de/DE/Content/Gesundheitsmonitoring/Gesundheitsberichterstattung/GBEDownloadsT/depression.pdf (25.6.2018).

WITTCHEN, H.U.; MÜLLER, N.; SCHMIDTKUNZ, B., WINTER, S.; PFISTER, H. (2000): Erscheinungsformen, Häufigkeit und Versorgung von Depressionen. Ergebnisse des bundesweiten Gesundheitssurveys »Psychische Störungen«. In: *Fortschritte der Medizin,* 118, S. 4–10.

WOLF, K. (1993): Systemische Theorie der Gefühle. Arbeiten der Forschungsstelle des Instituts für Geschichte der Medizin der Universität Köln, Band 62.

YOUNG, J.E.; KLOSKO, S.; WEISHAAR, M.E. (2005): Schematherapie. Ein praxisorientiertes Handbuch. Paderborn.

ZINKLER, M.; LAUPICHLER, K.; OSTERFELD, M. (HG.) (2016): Prävention von Zwangsmaßnahmen. Menschenrechte und therapeutische Kulturen in der Psychiatrie. Köln.

Eine umfangreiche Literaturliste findet sich unter:
dgbs.de/service/literatur.

Adressen

- Aktionsbündnis seelische Gesundheit für Antistigmaarbeit / Prävention; *www.seelischegesundheit.net*
- Aktion Psychisch Kranker – Reformverband inkl. Politiker; *www.apk-ev.de*
- Bundesverband Psychiatrie-Erfahrener e. V., Bochum; *bpe-online.de*
- Dachverband Gemeindepsychiatrie e. V., Köln; *www.dvgp.org*
- Dachverband Psychosenpsychotherapie DDPP; *www.ddpp.eu*
- Deutsche Gesellschaft für Bipolare Störungen, Frankfurt a. M.; *www.dgbs.de*
- Deutsche Gesellschaft für Soziale Psychiatrie, Köln – berufsgruppen-übergreifend; *www.dgsp-ev.de*
- Deutsche Gesellschaft für Suizidprävention (DGS), Dresden; *www.suizidprophylaxe.de*
- Deutsche Gesellschaft für Systemische Therapie und Familientherapie, Köln; *www.dgsf.org*
- Deutsche Gesellschaft für Verhaltenstherapie (DGVT), Tübingen; *www.dgvt.de*
- Familien-Selbsthilfe Psychiatrie (BapK e. V.), Bonn; *www.bapk.de*
- Gesellschaft für wissenschaftliche Gesprächspsychotherapie (GwG), Köln; *www.gwg-ev.org*
- Irre menschlich Hamburg e.V.; Trialogischer Verein für Prävention, Sensibilität und Toleranz; *www.irremenschlich.de*
- Nationale Kontakt- und Informationsstelle zur Unterstützung von Selbsthilfegruppen (NAKOS), Berlin; *www.nakos.de*
- Netz psychische Gesundheit; *www.psychenet.de*
- Trialog-Website – mit Suchfunktion für die nächstgelegenen Trialogforen; *www.trialog-psychoseseminar.de*

Ein Doppel-Dialog zum Thema der bipolare Störung findet sich in der Vorlesungsreihe Anthropologische Psychiatrie:

https://lecture2go.uni-hamburg.de/l2go/-/get/v/63991

Was unterscheidet die Bipolare Spannweite von den Stimmungsschwankungen, die wir alle kennen? Ist unser Zeitgefühl entscheidend? Können wir vorher und nachher noch unterscheiden? Wir brauchen ein Gegenüber, um uns zu spiegeln, zu halten, zu begrenzen. Wir brauchen Hilfen, die nicht kränken, die niedrigschwellig und kontinuierlich zur Verfügung stehen, die nahe Angehörige selbstverständlich einbeziehen. Ein starkes Plädoyer für mehr Engagement der PsychotherapeutInnen in Kooperation mit Psychiatrischen Instituts-ambulanzen und Peer-Support.

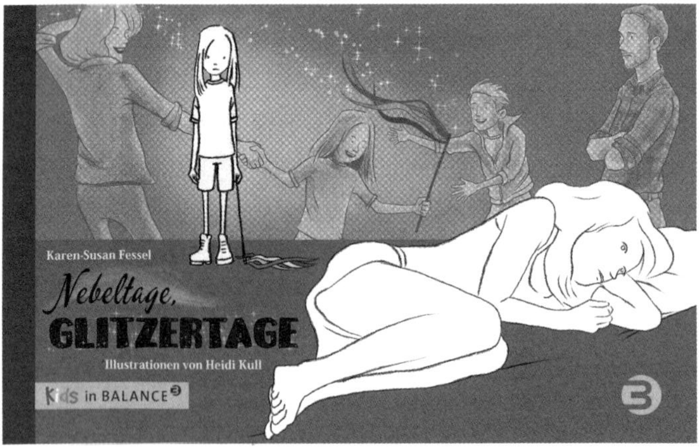
Karen-Susan Fessel
Nebeltage,
GLITZERTAGE
Illustrationen von Heidi Kull
Kids in BALANCE